江 苏 科 普 创 作 出 版 扶 持 计 划 项 目
"江苏省老年口腔健康促进行动"资助项目

老年人口腔健康100问

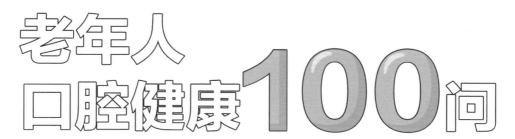

Laonianren Kouqiang Jiankang 100 Wen

主　编◇徐　艳　吴大明

副主编◇李　谨　江宏兵

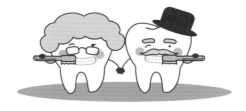

U0380123

东南大学出版社
SOUTHEAST UNIVERSITY PRESS

·南京·

图书在版编目（CIP）数据

老年人口腔健康100问/徐艳，吴大明主编. —南京：
东南大学出版社，2023.12
ISBN 978 – 7 – 5766 – 0865 – 6

Ⅰ．①老… Ⅱ．①徐…②吴… Ⅲ．①老年人–口腔
–保健–问题解答 Ⅳ．①R780.1-44

中国国家版本馆CIP数据核字（2023）第 166635 号

责任编辑：张慧　责任校对：子雪莲　封面设计：毕真　责任印制：周荣虎

老 年 人 口 腔 健 康 100 问
Laonianren Kouqiang Jiankang 100 Wen

主　　编：	徐　艳　吴大明
责任编辑：	张　慧
编辑邮箱：	1036251791@qq.com
出版发行：	东南大学出版社
出 版 人：	白云飞
社　　址：	南京四牌楼2号　邮编：210096
网　　址：	http://www.seupress.com
电子邮箱：	press@seupress.com
印　　刷：	南京迅驰彩色印刷有限公司
开　　本：	700 mm × 1 000 mm　1/16
印　　张：	7.5
字　　数：	121 千字
版 印 次：	2023年12月第1版　2023年12月第1次印刷
书　　号：	ISBN 978-7-5766-0865-6
定　　价：	50.00 元

《老年人口腔健康100问》编委会

（南京医科大学附属口腔医院）

主　编　徐　艳　吴大明

副主编　李　谨　江宏兵

编　者

王　娟　刘青兰　李　璐　何　峰　张　玮

袁　华　雷　港　周薇娜

插　画　戴明睿

前　言

Preface

　　随着年龄的增长，人的口腔组织器官逐渐萎缩，功能减退，唾液分泌量减少，口腔疾病发生率增高。有些老年人口腔卫生习惯不良或受所患全身疾病的影响，口腔内易堆积菌斑而好发龋病和牙周病。有些老年人缺牙多，装假牙或种植牙的需求迫切。此外，还有些老年人罹患头颈部恶性肿瘤、日常生活不能自理，口腔的卫生状况更不乐观，口腔疾病的发生率更高。

　　早在 2001 年，世界卫生组织就提出了老年人口腔健康的标准——"8020"计划，即 80 岁的老人至少应拥有 20 颗功能牙。该项计划的目标是通过延长牙齿的寿命来保证人健康长寿，并提高生命质量。我国已步入老龄化社会，截至 2020 年底，我国 60 岁及以上人口达 2.64 亿，占总人口的 18.7%。预计到 2035 年底，我国老年人口将达到 4 亿，占总人口的比例将超过 30%，到 2050 年我国老年人口将达到 4.87 亿，占总人口的 34.9%。然而，老年人的口腔健康状况却不容乐观。第四次全国口腔健康流行病学调查结果显示，我国 65 ～ 74 岁年龄组的老年人恒牙患龋率为 76.7%，缺牙未修复的比例为 36.8%，牙周健康率仅为 9.3%。

　　2017 年，国务院办公厅发布的《中国防治慢性病中长期规划（2017— 2025 年）》中指出加大牙周病、龋病等口腔常见病干预力度，并提出重视老年人常见慢性病、口腔疾病、心理健康的指导与干预。

2019年，国家卫生健康委发布《健康口腔行动方案（2019—2025年）》，提出加强老年人口腔健康管理，倡导老年人关注口腔健康与全身健康的关系。因此，我们组织了南京医科大学附属口腔医院的专家团队，编写了这本专门针对老年人的口腔健康指导科普书。本书以问答的形式详细介绍了老年人常见的口腔健康问题，包括龋病、牙周病、口腔黏膜病、拔牙、口腔肿瘤等。此外还详细介绍了老年人关心的牙齿修复、种植等问题。同时编委会团队还录制了一些视频，通俗易懂，不仅有助于老年人准确认识常见的口腔问题，还有助于老年人合理及时就医，为促进老年人的口腔健康提供了很大的帮助。

本科普书得到江苏省卫生健康委"江苏省老年口腔健康促进行动"项目的大力支持。衷心感谢编委们在工作繁忙的情况下撰写书稿，并参与视频录制；衷心感谢南京医科大学附属口腔医院特诊科、老年口腔科的同事们在本书的成文过程中给予的大力支持和帮助；衷心感谢南京医科大学附属口腔医院各科室的老师们在问题和病例收集过程中给予的帮助；衷心感谢研究生们为本书提供的帮助；衷心感谢所有帮助、关心和支持本书编写团队的老师、同学和同道。

老年人的口腔疾病类型繁多，病情复杂，因篇幅限制，本书难免存在疏漏之处，敬请各位同道提出宝贵意见，以待再版时改进。

教授、主任医师、博士生导师
南京医科大学口腔医学院 / 附属口腔医院党委书记 徐艳

2023 年 8 月 31 日

目录
Contents

根管治疗

牙缝和食物嵌塞

牙周病

颞下颌关节

拔牙和外伤

口腔肿瘤

口腔黏膜病

口腔放射

老年口腔科

1 口腔医院有专门看老年人口腔疾病的科室吗？可以处理哪些问题？

　　在我国看口腔疾病的地方主要有口腔专科医院、综合医院的口腔科、口腔门诊部或诊所。有些口腔专科医院开设老年口腔科（图1）。老年口腔科主要以老年患者为服务对象，主要治疗老年人口腔的疾病，包括龋病（蛀牙），非龋性牙体疾病（牙外伤、牙本质过敏以及牙慢性损伤），牙髓病和根尖周病，牙龈炎，牙周炎，牙周 - 牙髓联合病变等。可为老年患者提供口腔内科、外科和修复方面的诊疗，包括补牙、拔牙、根管治疗及各类牙周手术，牙槽外科手术，各类义齿、冠及嵌体修复，联冠和固定桥修复，颞下颌关节紊乱病和磨牙症治疗，种植义齿修复等。

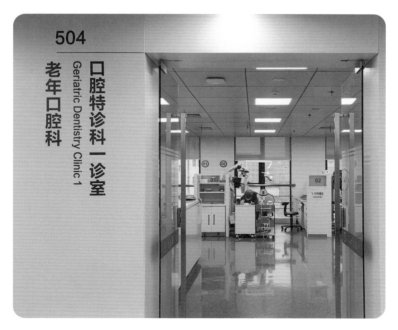

图 1　老年口腔科

第七次全国人口普查和第四次全国口腔健康流行病学调查结果显示，我国人口老龄化趋势加快，老年人恒牙患龋率和缺牙未修复的比例高，老年人的口腔健康不容乐观。世界卫生组织（WHO）对牙齿健康的标准：80岁的老人至少应有20颗功能牙（能够正常咀嚼食物、不松动的牙），即"8020"。每年9月20日是"全国爱牙日"，中华口腔医学会在2013年的全国爱牙日提出"健康口腔 幸福家庭"的主题和"关爱老人 修复失牙"的副主题；在2023年的全国爱牙日提出"口腔健康 全身健康"的主题和"关爱老年口腔 乐享健康生活"的副主题；因此，让老年人拥有健康的牙齿享受美好生活，是我们口腔医务工作者孜孜不倦的追求。

Question 2　为什么老年人看牙需要多次就诊？

牙齿的治疗是一个复杂精细的操作，很多治疗需要分次进行。比如拔牙后种植，一般需要拔牙后3个月，等拔牙窝愈合后才能进行种植；种植体置入颌骨后，还需等3～6个月后种植体与颌骨结合了才能进行修复治疗。再比如根管治疗，需要进行根管预备、根管消毒、根管充填、补牙和冠修复，这些步骤必须按部就班，不但不能打乱次序，还需要间隔一定的时间。此外，治疗时需要患者张口配合医生，张口时间过长也容易造成颞下颌关节不适。老年人的牙齿大多病情复杂，操作难度大，需要花费较多的时间。有些老年人的身体比较虚弱，过长时间的治疗可能会导致其出现低血糖、低血压、头晕等不适。因此很多牙齿的治疗需要多次就诊。

（李谨）

蛀牙（龋齿）

Question 003 老年人为什么容易蛀牙？

蛀牙即龋齿，也称为虫牙，是人类最常见和多发的口腔疾病。2016 年，Lancet 公布的全球疾病负担研究数据显示：全球恒牙龋齿患病率居所有疾病首位；发病率居所有疾病第二位，仅次于上呼吸道感染。

老年人容易发生龋齿，且老年人的龋病以根面龋（图 2）和邻面龋多见。2017 年公布的第四次全国口腔健康流行病学调查结果显示，65 ~ 74 岁人群根面龋的患病率仍处于较高水平（39.4%）。老年人容易蛀牙的主要原因是老年人容易发生牙龈退缩，导致牙根暴露，根面堆积的菌斑不易清除，为根面龋的发生创造了条件；相邻牙的接触点因长时间磨耗而发生食物嵌塞，或者老年人口内的活动义齿与基牙之间发生食物嵌塞，局部不易被清洁，使牙齿发生邻面龋。老年人的口腔组织器官萎缩，自洁作用减退，唾液分泌量减少以及全身疾病的影响，也使菌斑易堆积发生龋病，即猛性龋（图 3）。另外，有些老年人罹患头颈部恶性肿瘤，放疗导致唾液腺受损，唾液分泌减少，口腔内环境改变而容易发生龋病，即猖獗龋。患有严重全身疾病、日常生活不能自理的老年人口腔卫生状况更不乐观，龋病的发生率更高。

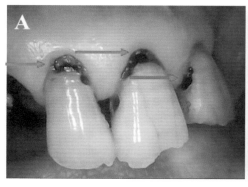
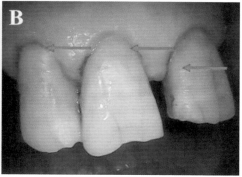

A：上颌前牙根面龋；　　　　　　　　B：上颌前牙根面龋充填后

图 2　上颌前牙根面龋

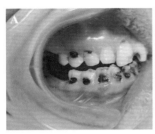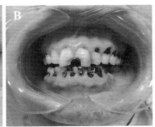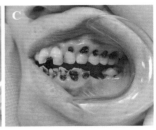

A：右侧面；B：正面；C：左侧面

图3 猛性龋（女，58岁，患干燥综合征）

Question 004 老年人蛀牙了怎么办？补过的牙齿还会再蛀吗？

老年人的蛀牙多表现为龋坏组织染色深，呈黑褐色，病变组织干硬。一般根据龋损的大小和深浅、有无牙髓炎或根尖周炎的症状，采取不同的治疗。如果龋损的范围较小，通常直接补牙即可。如果龋损破坏牙本质但还没有侵犯牙髓，通常先保护牙髓再补牙。如果龋损范围大，已经引起牙髓炎甚至根尖周炎，则需要行根管治疗。如果龋损太大，导致牙齿仅剩残冠或残根，牙齿可能无法保留了。由于蛀牙是进行性发展的疾病，不能自愈，因此老年人发生蛀牙需尽快治疗。

补过的牙齿有可能再次发生蛀牙，即发生"继发龋"（图4）。导致继发龋的原因包括原有龋坏组织没有去净，充填材料或牙齿折裂，充填材料和牙齿之间出现微渗漏等。不管何种原因导致继发龋，都需要重新治疗。治疗方法和蛀牙相似，即：如果没有牙髓炎症状，可保护牙髓并补牙（图5）；如果已出现牙髓炎或根尖周炎，则需要根管治疗。所以补牙后需要维护好口腔卫生状况，避免再次蛀牙。

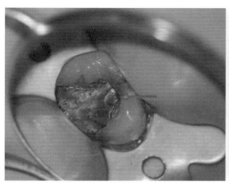
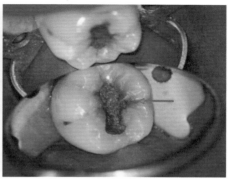

图 4　继发龋

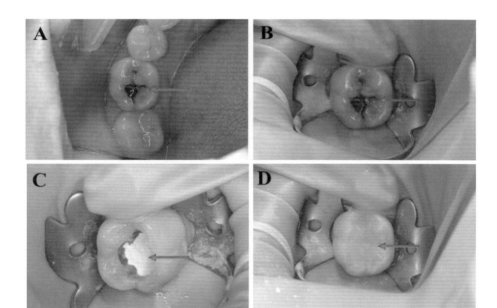

A：36 继发龋术前口内照片；　　　B：36 继发龋术前橡皮障隔离；
C：36 去除原充填体及龋坏组织后；　D：36 继发龋充填后口内照片

图 5　左下颌第一磨牙（36）继发龋再治疗

5 老年人蛀牙但是不疼，能不能先补上？

　　老年人牙齿容易龋坏，有些蛀牙并没有明显的症状，因此有些老年人认为直接补牙就可以了。其实这种认识比较片面。有些比较浅的蛀牙可以直接补，但还有些比较深的蛀牙，尽管不疼，但并不代表这颗牙齿的牙神经（即牙髓）或根尖周组织是健康的。这是因为食物残渣、唾液在龋洞内长期堆积，细菌很有可能已经通过牙本质小管进入髓腔，导致牙髓处于慢性炎症的状态。还有可能牙髓已经坏死，发展为慢性根尖周炎，尽管没有明显的症状，但根尖周组织的炎症已导致颌骨破坏，如不及时治疗病损会逐渐变大，牙龈上出现长期不愈合的小脓包（即牙龈窦道）。慢性炎症也可能急性发作导致明显的肿痛，甚至引发颌骨骨髓炎，给患者造成更大的痛苦。上述情况尽管没有出现明显的牙疼，但都不能直接补牙。因此，发生蛀牙后需要专业的医师进行全面的临床检查，有时需要结合 X 线片才能准确诊断并采取合适的治疗。如果牙髓活力正常，可直接补牙（图 6）；如果已经出现牙髓炎或根尖周炎，则需进行根管治疗；如果牙洞太大导致牙齿无保留价值，则需要拔牙。

 6 老年人常说的牙齿"小洞不补，大洞吃苦"是什么意思？

　　牙齿有洞即是发生了龋齿，通常也叫蛀牙。蛀牙会导致牙齿颜色、形态、质地的改变。蛀牙的发展是需要一定时间的。早期菌斑附着在牙面上，牙齿局部无机物脱矿，色素沉着，表面出现黑色。此时牙齿的最表层牙釉质已被细菌破坏，尽管无症状，但需保持口腔卫生，尽早干预。随着蛀牙继续发展，牙齿出现小黑洞，说明细菌已侵袭到牙齿的牙本质层，引起牙体组织缺损，牙齿遇到冷热刺激或食物嵌塞时疼痛，需通过补牙来治疗（即"保牙髓治疗"），见图 7。如果患牙没得到及时而合理的治疗，牙齿的龋坏

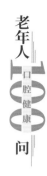

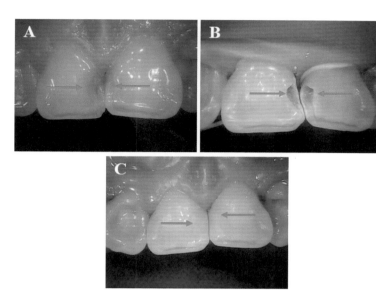

A：11、21 邻面龋； B：11、21 邻面龋预备后； C：11、21 邻面龋充填后

图 6 上颌前牙（11、21）邻面龋，树脂充填

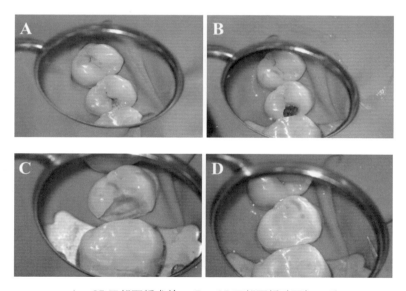

A：25 牙邻面龋术前； B：25 牙邻面龋𬌗面打开后

C：25 牙邻面龋质去净后； D：25 牙邻面龋充填后

图 7 左上第二前磨牙（25）𬌗面小洞，实则龋病范围很大

范围会更大更深，细菌伤及牙髓，通常伴随较明显的冷热刺激痛、自发痛或夜间痛，这就发展成牙髓炎了，需要进行根管治疗（即"杀神经治疗""烂神经治疗"）。如果牙髓炎进一步发展成急性根尖周炎，除了有持续剧烈的跳痛、软组织肿胀，还会有发热、全身酸痛等症状，患者非常痛苦。长期反复的根尖周炎，甚至会引起颌骨骨髓炎，急性期时患者会出现面深部的剧烈疼痛、发热及下唇麻木等症状，慢性期时口腔或面部皮肤会出现经久不愈的瘘管，长期有脓液溢出。如牙齿缺损太大，无法通过补牙或根管治疗保留，则需要拔除。所以老年人常说的"小洞不补，大洞吃苦"，是提示大家蛀牙了需要及时治疗，以防蛀牙发展导致明显的疼痛。

Question 007　老年人牙疼，是首选拔牙还是保留牙齿？

老年人牙疼如何治疗应该视具体情况来定，并不是都要拔牙，也不是必须保留牙齿。一般的原则是尽量保留牙齿，如实在无法保留才考虑拔除。例如，老年人的牙齿好发龋病、磨损或牙体缺损，发生这类疾病的牙齿如果只是遇到冷热刺激疼，但是没有自发痛，临床检查发现牙髓活力正常，可以进行补牙、脱敏治疗；如果已引起牙髓炎或根尖周炎，出现自发痛、夜间痛、咬合痛或持续性跳痛，可以进行根管治疗以保留牙齿。如果牙周组织炎症导致牙疼，可以进行全面的牙周治疗，必要时也需要行根管治疗。但如果牙缺损太大而无保留价值，或失去咬合功能，则考虑拔除。有些老年人患有严重的全身性疾病，无法耐受系统的牙体、牙髓或牙周治疗，可采取简单的治疗尽量缓解疼痛或者拔除。应注意，还有些颌骨疾病也可能表现出牙疼，如上颌窦炎、颌骨肿瘤，不能仅仅拔牙而不处理相关的颌骨疾病。因此，老年人牙疼不能不加区别地拔牙或保留牙齿，还是要根据具体情况进行合理治疗。

Question 008　老年人晚上睡觉牙疼是怎么了？ 应该怎么办？

有些老年人白天没有症状，但是到了晚上会牙疼，甚至睡着了都能被疼醒。其实，晚上睡觉时牙齿疼痛是牙髓炎的典型症状。老年人的牙齿好发龋齿、磨损或牙体缺损，这些原因都可能导致牙髓炎，出现典型的夜间痛，以及冷热刺激加剧疼痛、疼痛无法定位等情况。牙髓是牙齿内的软组织，含有神经、血管、淋巴管，由于它的四周均为牙齿硬组织，唯有根尖部有一个细窄的小孔（即根尖孔）与牙周组织联通。当牙髓因炎症而发生充血、水肿和渗出时，牙髓体积增大，导致牙髓腔内压力急剧上升，牙髓受压，这就是牙髓炎特别痛的原因。牙髓炎是不可逆转的，只有将感染的牙髓组织彻底清理干净才能有效地控制疼痛。因此，牙髓炎通过居家服药是没有办法彻底解决的，需要去口腔医院或者口腔科就诊。

专科口腔医院通常设有口腔急诊科，可处理此类急诊。通常医生会在局部麻醉下将患牙磨一个小洞，即开髓引流，这样髓腔内的压力得到缓解，疼痛会明显缓解。应急处理后，该患牙则需按照程序进行根管治疗，但如牙齿缺损太大而无保留价值，可在疼痛缓解后拔除。当然，牙齿夜间疼痛并不一定全是牙髓炎或根尖周炎导致的，因此需要及时就诊，通过医师专业的检查，查找病因，明确诊断。

Question 009　老年人牙齿咬东西疼是什么原因？

老年人牙齿咬东西疼痛的常见原因包括：

（1）磨损。长期咀嚼、不良咬合习惯、夜磨牙等原因导致牙体硬组织缓慢丧失，牙本质暴露，引发牙本质敏感症。典型的牙本质敏感症可表现为遇到机械（摩擦或咬硬物）、冷热酸甜等刺激时出现短暂、尖锐的疼痛或不适。

（2）隐裂或根折。可能是咀嚼时突然咬到硬物或长期的咬合创伤导致的。隐裂或根折的牙齿已经无法承受正常的咬合力量，导致咬东西时疼痛。这种牙齿的预后一般较差，医生会根据牙齿的条件选择保守治疗或拔除。

（3）牙周炎，又称为破坏性牙周病，是由于牙菌斑中的细菌侵犯牙周组织而引起的慢性炎症，可导致牙周支持组织（牙龈、牙周膜、牙槽骨和牙骨质）破坏（图8），牙齿承受咬合力时会出现无力或疼痛的症状。牙周炎的治疗和牙周维护是一个长期的过程，需要在牙周科进行有针对性的治疗，并且定期维护，以期获得好的疗效。

（4）根尖周炎，又称根尖周病，是指发生于牙根尖周围组织的炎症性疾病，常为牙髓炎的继发疾病。当根尖周脓肿形成并局限于骨膜下时，会产生巨大的压力，疼痛肿胀非常明显，造成患牙不能咬合，甚至不能触碰。严重时也会伴有明显的全身反应，此时应当及时就诊，清理根管以及根尖周的感染物质，缓解疼痛。

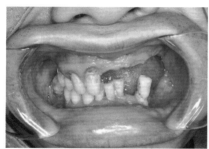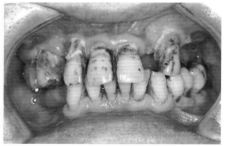

图 8　牙周病

040 为什么有些老年人吃稍微冷、热一点的食物就会牙疼？

　　牙齿的表面有一层釉质，俗称"珐琅质"，就像衣服一样保护牙齿。如果釉质缺损，牙本质暴露，常常会引发牙本质过敏症，表现为牙齿不能耐受冷热酸甜和机械刺激，喝冷、热水或刷牙时疼痛，有时咀嚼食物或者吃甜食也会疼痛。老年人的牙齿因磨损、磨耗导致釉质缺损非常常见，此外龋病、楔状缺损等原因也会导致牙齿缺损（图9）。还有老年人的牙龈退缩也比较多见，导致牙根暴露，遇到冷热刺激也会疼痛。

　　当牙齿出现冷热刺激痛时应当对病因进行分析和干预。若是蛀牙、楔状缺损导致的敏感，可以通过充填来治疗；若是磨损、磨耗导致的敏感，可以用脱敏剂对牙齿进行脱敏治疗，或用脱敏牙膏刷牙以缓解敏感的症状；若是牙龈退缩、牙根暴露导致的敏感，可以进行脱敏治疗和系统的牙周治疗；如果遇到冷热刺激疼痛症状明显，持续时间较长，甚至出现自发痛或夜间痛，就需要进行牙髓治疗。

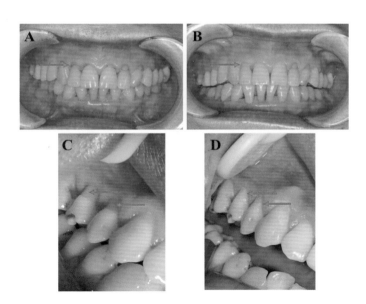

A、B：上颌前牙楔状缺损及充填后；C、D：上颌后牙楔状缺损及充填后

图9　楔状缺损的治疗

Question 041 老年人牙疼吃药会好吗?

很多老年人认为牙疼是小事，吃点消炎药或者止痛药就可以了，这种想法是错误的。导致牙疼的原因很多，最常见的是龋病、牙髓炎、根尖周炎和牙周病，也可能是颌骨病变或系统性疾病。不同原因导致的牙疼症状也不完全相同，可能为食物嵌塞痛、冷热刺激痛、自发痛或夜间痛，也可能为咀嚼痛、持续隐痛、跳痛、胀痛等。龈乳头炎或智齿冠周炎导致的疼痛可表现为持续痛、刷牙出血或张口困难，颌骨的疾病导致的疼痛可表现为持续的肿痛。心绞痛的典型症状是左侧胸部沉重感、紧迫感、左前胸闷痛，常放散到左肩胛或左臂。另外，约 18% 的心绞痛患者疼痛牵涉至左侧下颌或牙齿，出现左侧后牙区牙髓炎样的疼痛。

通过口服抗生素或止痛药能暂时缓解疼痛，但不能根治疾病，因此出现牙疼需要进行全面的口腔检查，有时还需拍摄 X 线片以明确诊断，帮助医生采取合适的治疗手段。如果为龋病、牙髓炎或根尖周炎，通常需进行补牙或根管治疗；如果是龈乳头炎，需进行牙周治疗；如果是智齿引起的冠周炎，需消炎后拔牙。如果牙齿条件差，不能通过根管治疗予以保存，则需要拔牙。如果是颌骨疾病或系统性疾病，则需要进行手术治疗或系统性用药。因此，牙疼不是简单地吃药就可以解决的，需要及时就诊。

（李谨）

牙齿缺损

Question 042 老年人牙齿磨损很严重怎么办?

牙齿磨损是长期的摩擦作用造成的牙齿硬组织逐渐丧失的疾病。在正常生理咀嚼过程中,随年龄的增长,老年人的牙齿咬合面和邻面会发生均衡的生理性的硬组织丧失,称为磨耗或咀嚼磨损(图10)。这种磨耗是生理性的,无明显危害,无需专门处理。

但是,除正常咀嚼外,其他反复机械摩擦也会造成牙齿的磨损。比如,老年人喜欢用硬刷毛的牙刷横向刷牙,导致牙齿颈部楔状缺损;木匠或鞋匠用牙齿咬钉子,缝纫者用牙齿咬断线,吸烟者用牙齿叼着烟斗,用牙齿撬开啤酒瓶盖,长期大量嗑瓜子等不良咬合习惯都会造成特定部位牙齿的缺损;夜磨牙也会造成牙齿磨损。这些磨损是病理性的,需要采取措施加以防治。牙齿的磨耗、磨损会带来一系列的问题,比如喝冷、热水或吃冷、热食物时牙齿疼痛(即牙本质过敏症),咬合无力,咀嚼酸痛,颞下颌关节紊乱病,尖锐的牙尖咬伤口内软组织等。因此对于磨耗、磨损程度较重的牙齿应当及时治疗,保护剩余的牙体组织,并且可以通过脱敏、充填、根管治疗来解决牙齿的敏感酸痛等问题。

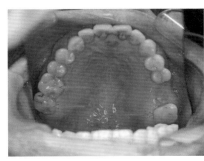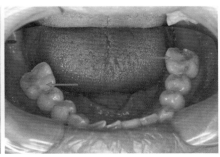

图 10 上下颌后牙重度磨损

Question 013 什么是牙隐裂？老年人的隐裂牙还能保留吗？

很多老年人的牙齿看着很完整，颜色也正常，但是咬东西疼，逐渐发展到喝冷、热水或吃冷、热食物也会疼，甚至自发疼痛、夜间痛，这很有可能是发生了牙隐裂。牙隐裂又称不全牙裂或牙微裂，指牙冠表面的非生理性的细小裂纹，常不易被发现。牙齿结构存在薄弱部分、牙尖斜面大、创伤力或过大的咬合力等是导致牙隐裂的主要病因。早期牙隐裂的裂纹局限在牙釉质，没有症状。随着牙隐裂的裂纹加深，其延伸至牙本质内，累及牙髓甚至导致牙折裂，引发各种牙痛，如激发痛、自发痛或咬合痛。

牙隐裂比较隐蔽，诊断困难，治疗效果不确定。浅的裂纹或者尚未波及牙髓的裂纹，可磨除裂纹，树脂充填治疗。裂纹波及牙髓但是尚未裂及髓底的牙齿可以做根管治疗（图11）和牙冠修复。应注意，隐裂牙进行根管治疗后需要及时做牙冠，防止咀嚼食物过程中牙齿发生崩裂。一旦隐裂牙裂开，或者进行根管治疗后仍存在咬合痛、牙周反复肿胀甚至出现窦道，则应拔除。牙隐裂在中老年人中的发生率较高，且很多老年人的牙隐裂存在时间较长，就诊时裂纹已经很深，甚至牙齿部分裂开。但是只要牙齿没有完全裂开，隐裂牙都要尽量保留。

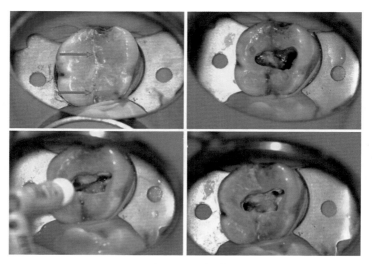

图11 牙隐裂

Q014 老年人喜欢嗑瓜子、嚼花生，会影响牙齿的寿命吗？

　　很多老年人喜欢嗑瓜子、嚼花生或者比较坚硬的食物。长期嗑瓜子，上下前牙切端出现对称的"Ⅴ"形浅窝、弧形缺损，即所谓的"瓜子牙"（图12），影响美观。长期食用花生、坚果类的食品，也会导致双侧上下颌后牙磨损。牙齿的磨损，是牙体硬组织的进行性丧失，牙釉质变薄，牙本质暴露。牙齿磨损不均匀会出现高耸的牙尖，锐利的边缘，容易折断，也容易咬伤舌头或者黏膜。牙齿磨损还会引起牙本质敏感症、食物嵌塞、牙髓和根尖周病、颞下颌关节紊乱病、创伤性溃疡等症状和疾病。所以，长期大量食用坚果类的食品会影响牙齿的使用寿命和功能。

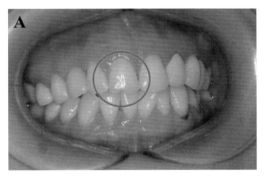

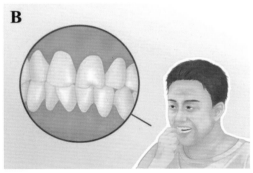

图12　瓜子牙

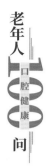

Question 015 老年人吃东西的时候牙掉了一块怎么办?

老年人的牙齿多存在龋损、磨损导致的薄壁弱尖,也可能曾经补过或做过牙套,还可能存在较多的牙结石。所以老人吃东西的时候牙齿掉了一块,可能是牙齿,也可能是以前补牙的充填物或牙冠上的瓷,还可能是牙结石。因此,当这种情况发生时,首先需要辨别清楚到底是牙齿折裂,还是牙齿上的补物或牙冠破损,或是牙结石脱落。如果牙齿及补物折裂、牙冠破损,需尽早到医院进行相应的检查,必要时需要拍X线片进行相应的诊断,然后再根据检查结果进行适当的处理,如补牙、重新牙冠修复、牙髓治疗或拔牙。如果牙结石脱落,可以暂时观察或者进行相关的牙周治疗。

Question 016 老年人的牙齿只剩下牙根如何处理?

老年人的牙齿缺损太多,只剩下牙根,不能咀嚼,属于没有功能的残根(图13)。

长期存在于口腔中的残根,除了牙根断面有腐质,导致口腔卫生差、口腔异味,还有可能导致创伤性溃疡、牙龈炎、根尖周病、牙龈窦道等症状和体征,这些残根也阻碍了修复治疗的进行。因此,没有保留价值的残根大多需要拔除。残根的危害主要包括:

(1)创伤性溃疡(图14)。残留的牙根上有尖锐的牙尖,可反复摩擦舌头、唇颊侧的黏膜和软组织,造成创伤性溃疡。长期的创伤性溃疡会成为致癌因素,增加了患颊癌、舌癌的风险。

(2)咬合紊乱。某一个或多个残根,造成邻近牙齿逐渐向缺损部位倾斜、移位,对颌牙伸长,引起咬合紊乱。咬合紊乱不仅减弱咀嚼功能,还会导致颞下颌关节紊乱,引起颞下颌关节疼痛以及张口困难。

(3)牙周炎和根尖周炎。残留的牙根表面腐质多,易嵌塞食物,使得大量细菌滋生和繁殖,成为感染源,进而诱发各类感染性的口腔疾病,如牙龈炎、牙周炎、根尖周炎等，表现为局部慢性持续性疼痛、红肿以及出血，出现根尖骨质破坏。病灶有可能会蔓延到邻牙，使得邻牙根尖周发炎和松动。

（4）口臭。没有及时清除嵌塞在残根中的食物残渣，微生物会发酵分解嵌塞的食物，进而造成口臭。

残根的解决方法：

（1）拔除残根。若残根已达到牙龈下，已经无法通过牙冠延长术或桩冠修复的方式来修复牙齿，或者残根的根尖周组织病变范围大，治疗愈后较差，都应及时拔除。

（2）保留有价值的残根。有些情况下，牙根可以尝试保留，比如前牙的残根较长，能进行完善的根管治疗且满足修复治疗的冠根比例，可在根管治疗后桩冠修复；有些老年人的后牙残根可接受完善的根管治疗且根尖周组织无炎症，可尝试保留后进行覆盖义齿修复，这样能支持和固定假牙，同时也能提高假牙的咀嚼能力。保留的残根可延缓牙槽骨吸收，维持牙槽骨高度，也能最大限度保留牙周膜本体感受器，避免咀嚼力度下降。

所以，通常医生会根据检查结果和患者的需求综合制订处理方案，减少残根给身体带来的危害。

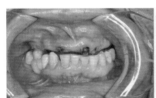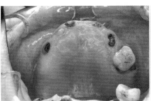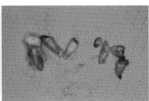

图 13 残根

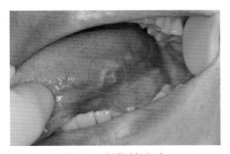

图 14 创伤性溃疡

（雷港）

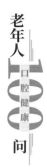

根管治疗

047 老年人牙疼不想做根管治疗，只在牙里面放药止疼可以吗？

　　导致牙疼的常见原因是牙髓炎和根尖周炎，根管治疗是目前治疗牙髓炎和根尖周炎最有效、最常用的方法。根管治疗俗称"杀神经治疗"，在临床上广泛开展，成功率高。牙齿进行根管治疗时，需彻底摘除发生炎症的牙髓组织，清理感染或坏死组织，否则疼痛不能有效控制。完整的根管

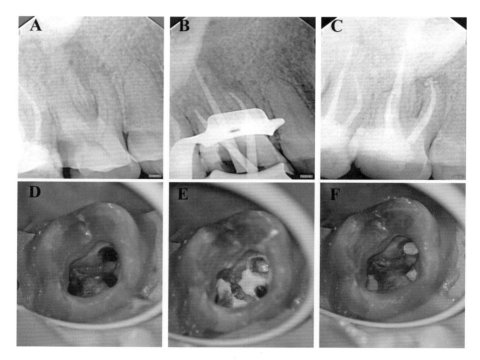

A：16 术前 X 线牙片；B：16 术中试主尖 X 线牙片；C：16 术后 X 线牙片；
D：16 根管预备后髓腔内照片；E：16 注射根管封闭剂后髓腔内照片；
F：16 根管充填完成后髓腔内照片

图 15　右上颌第一磨牙（16）根管治疗

治疗包括根管预备、根管消毒、根管充填（图15和图16），最后是补牙和冠修复（做牙套）。根管治疗一旦开始，这些步骤必须按部就班地完成，这样才能达到最好的治疗效果。如果只放药而不进行完善的治疗，短时间内患者的疼痛症状可能会消失，但病因并没有彻底消除。长时间放任不管会发展成更严重的根尖周炎，甚至颌骨骨髓炎，治疗的效果会变差，患者的疼痛更严重，以至于无法治疗而只能拔牙或外科手术，患者将遭受更大的痛苦。所以老年人不要为了省事、省钱而不做根管治疗，以免导致最终失去这颗牙齿，甚至更严重的后果。

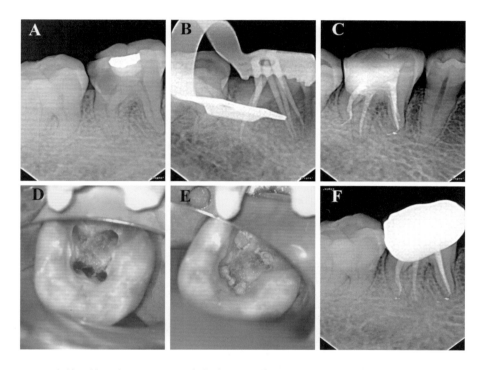

A：46术前X线牙片； B：46术中试主尖X线牙片； C：46术后X线牙片；
D：46根管预备后髓腔内照片； E：46根管充填完成后髓腔内照片；
F：46全冠修复6个月后X线复查片

图16 右下颌第一磨牙（46）根管治疗

○18 老年人做了根管治疗的牙能用多久？

　　根管治疗是目前治疗牙髓病和根尖周病的最有效、最常用的方法。根管治疗即使用专用的器械将髓腔和根管内的病源刺激物（包括炎症牙髓组织、细菌及其产物、感染的牙本质等）全部清除，并用冲洗液彻底冲洗干净，再用药物消毒，最后用专用的材料严密充填根管，达到消除感染源，堵塞、封闭根管腔，消灭细菌的生存空间，防止再感染，促进根尖周病变愈合的目的。经过根管治疗的牙齿还需要做牙套（即冠修复）（图17），这样才能更好地保护牙齿和延长其使用寿命。

　　老年人的牙齿好发蛀牙、磨损或楔状缺损，常导致牙髓炎或根尖周炎，所以接受根管治疗的老年人很多。这些牙齿本身缺损较多，治疗过程中还需要磨除部分牙体组织，故而抗折能力变弱。经过根管治疗的牙齿失去了牙髓的营养供应，也会变得脆弱。此外，老年人通常牙周健康不佳，口腔内的活动义齿、口腔卫生情况、刷牙和饮食习惯也都会影响牙齿的寿命。所以，老年人做根管治疗后的牙齿使用寿命与患牙残留的牙体组织量、有无牙套保护、牙周健康情况、口腔卫生状况、日常保养等因素都相关。

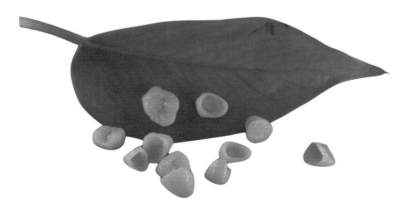

图 17　全瓷冠

019 老年人做根管治疗需要注意什么?

一般来说根管治疗没有绝对的禁忌证。除了患有严重的全身系统性疾病或无法配合医生操作,老年人只要身体条件允许,都可以进行根管治疗。但老年人的口腔环境和患牙情况复杂,身体耐受能力弱,且多伴有慢性全身性疾病,因此老年人做根管治疗时需要注意:

① 保持良好的生活作息习惯,保持良好的心态,根管治疗前后清淡饮食,正常服用治疗慢性疾病的药物; ② 就诊时需将全身情况详细告知医生,如慢性病史、治疗史、用药史、过敏史等,近期如有其他身体异常也需告知医生,切勿隐瞒; ③ 就诊的时间可能较长,可携带零食或饮用水,身体较为虚弱的老年人最好有家人陪同; ④ 就诊时需将口内假牙或其他异物取出; ⑤ 缓慢躺在治疗椅位上,治疗结束后缓慢起身,避免快速体位转换; ⑥ 治疗期间不要用治疗侧牙齿咀嚼,勿咬硬物,以防暂封物脱落或牙齿折裂; ⑦ 每次治疗结束以后 2 小时才能进食、饮水和刷牙; ⑧ 做完根管治疗后要及时进行牙冠修复,防止牙齿折裂; ⑨ 牙齿根管治疗后可能有轻微的疼痛,通常无须处理,如疼痛持续或加重,则需就诊。

Question 020　老年人做完根管治疗必须做牙套吗？牙套能用多久？

　　根管治疗术是目前治疗牙髓炎和根尖周炎最常用、最有效的方法。老年人接受根管治疗的牙齿通常伴有蛀牙、隐裂、薄壁弱尖或较大范围的牙体缺损，这些牙齿的抗折能力下降，很容易折断。此外，接受根管治疗的牙齿需清除发生炎症的或已坏死的牙髓，这些牙齿失去了营养来源，也会导致牙体硬组织脆弱而出现折裂。一旦术后发生牙折，将大大影响根管治疗的效果，甚至需要拔牙。因此建议患牙行根管治疗后尽早做牙套（即牙冠或嵌体）（图 18）。进行根管治疗后做牙齿全冠修复可以有效地避免咬合外力对牙齿产生的损伤，在一定程度上起到防止牙裂、保护牙齿的作用。

　　牙冠的使用寿命和多种因素相关，比如根管治疗的质量和根尖周炎的愈合情况、牙冠的材料和类型、剩余牙体组织的情况、牙周情况、患者的咀嚼习惯、日常保养等。因此，建议患者定期去医院复查，通过医生的检查明确咬合情况、牙周健康情况、是否存在继发龋或邻牙龋等，进而早诊断和早治疗。

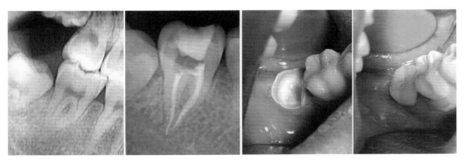

图 18　右下颌第二磨牙（47）根管治疗后嵌体修复

Question 021 老年人做完根管治疗后感觉颞下颌关节不舒服是为什么?

有一些老年患者做完根管治疗后感觉颞下颌关节不舒服,表现为进食或张口时关节区累、酸痛、弹响。这种情况可能是由根管治疗过程中长时间大张口导致的。老年人的牙齿病情复杂,牙髓钙化和根管堵塞很多,寻找根管和根管预备都比较困难,因此治疗的时间比较长。还有些老年人身体虚弱、配合度差,更易造成治疗时间延长。遇到这种情况,可以试着用热毛巾敷在关节区,平时也需要注意不要大张口,例如打呵欠的时候可以用双手托住下巴防止关节过度运动,啃咬苹果、梨子之类的食物时,可以考虑将其切成条状或丁块来减少张口度。一般通过采取上述措施,关节区的不适会很快缓解,但也有些老年人本来就有颞下颌关节紊乱病,只是平时症状不明显,长时间大张口后关节区的不适突显出来。如果关节区的不适不能缓解,需要及时就诊。

Question 022 老年人多年前补的牙齿的牙龈上起了小脓包,应该怎么处理?

老年人多年前补了牙齿,现在牙龈出现小脓包,时大时小,长期不愈合,即使吃了消炎药也不能彻底好转。这是牙齿发生了慢性根尖周炎,当炎症破坏了牙根周围的颌骨导致牙龈窦道出现(又称"瘘管")时,牙龈上就会出现小脓包(图19,图20)。这可能是由于补牙时牙齿龋坏很深,牙髓可能已经出现慢性炎症,补牙后牙髓逐渐坏死并引起根尖周炎;或者是补过的牙齿经长时间使用,补牙材料或牙齿部分缺损,补牙材料和牙齿之间产生裂缝,导致继发龋,进而引起牙髓组织发生慢性炎症,并逐渐坏死。此外,有些牙齿根管治疗失败,发生了慢性根尖周炎,或是根尖周炎的患牙尽管接受了根管治疗,但效果不佳,都可能出现牙龈窦道。通常这些牙齿需要进行临床检查,拍摄X线片明确患牙根尖周组织的炎症情况,进行根管治疗或根管再治疗,或根管治疗后再进行根尖手术。但如果患牙的情况太差或根尖炎症太大,则可能需要拔除。

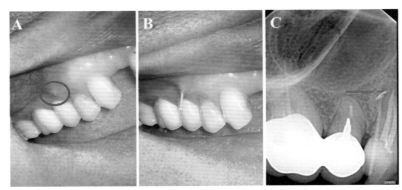

A：牙龈窦道；　B：窦道内插入牙胶示踪；　C：根尖片显示病原牙

图 19　牙龈窦道

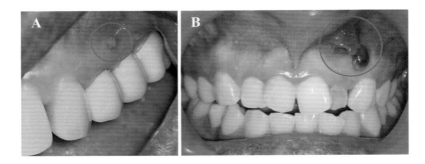

图 20　牙龈窦道

Question 023　老年人牙髓钙化是什么原因？影响根管治疗吗？

　　老年人的牙齿都会发生不同程度的牙髓钙化。这是因为牙髓组织随着年龄增长而发生增龄性变化，或牙髓组织对创伤、龋病、磨损、牙髓病、根尖周病及牙周病等刺激做出反应，不断形成继发性或修复性牙本质，导致髓腔和根管变小，甚至完全堵塞。牙髓钙化可表现为两种形式：① 结节性钙化，即局部牙髓钙化形成髓石。髓石就像小石头一样游离于牙髓组织中，或者附着在髓腔壁上，一般不引起临床症状，个别情况出现与体位有关的自发痛和放射痛，与温度刺激无关。② 牙髓钙化也可表现为弥漫性钙化，即所有的牙髓都发生钙化了，整个髓腔和根管完全闭锁，多发生于外伤后的牙。牙髓钙化主要通过 X 线牙片检查发现。如果发生牙髓钙化的牙齿需要根管治疗，钙化会导致根管口难以定位（图21），根管不通畅，根管预备、冲洗、消毒和充填就难以进行，将给根管治疗带来较大困难。

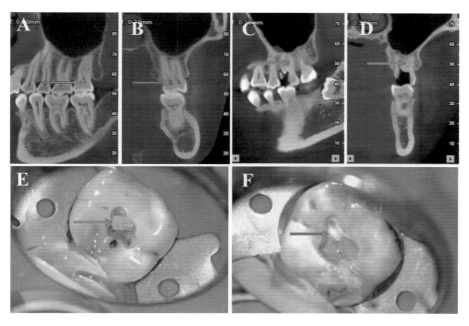

A：左上后牙髓石（CBCT 矢状位图）；　　B：左上后牙髓石（CBCT 冠状位图）；
C：左上后牙牙髓钙化（CBCT 矢状位图）；D：左上后牙牙髓钙化（CBCT 冠状位图）；
E：磨牙髓石（口内照）；　　　　　　　　F：磨牙根管口牙髓钙化（口内照）

图 21　牙髓钙化

Question 024 老年人做根管治疗时一定要上橡皮障吗？

1864 年，美国牙医 Sanford Christie Barnum 博士为了克服口腔唾液对治疗的干扰，发明了橡皮障。他使用一块弹性良好的橡皮膜，并在膜上打出小孔套入患牙，使其与口腔环境隔开。

到 20 世纪 90 年代，橡皮障系统受到广泛重视和使用。经过多年的发展，现代橡皮障系统的设计和组成更加合理（图 22），在牙科临床上的应用也越来越广泛。

做根管治疗的时候使用橡皮障是国际规范，中华口腔医学会正在全国范围内广泛推广使用橡皮障。橡皮障能够隔离感染，保护软组织，防止误吸医疗器械和药液，提高术野对比度并改善可视性。最主要的是橡皮障可以防止感染性物质再次进入牙齿，提高根管治疗的质量，降低根管治疗失败率，从而减少患者的后顾之忧。

但由于上橡皮障时需要将橡皮障夹子夹在患牙颈部，患者会感觉牙齿被紧紧地夹着不舒服。上了橡皮障后，患者也不能正常闭口，不能吐口水，口水只能用吸唾管吸走。如果拍片子也会不方便。所以，有些老年患者做

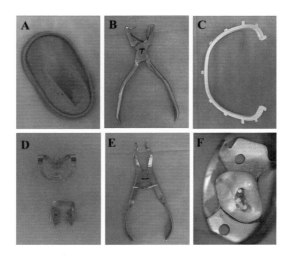

A：橡皮布；   B：橡皮障打孔器；   C：橡皮障架；
D：橡皮障夹；   E：橡皮障钳；   F：橡皮障安放后（口内照）
图 22　橡皮障的组成和应用

根管治疗时拒绝上橡皮障。但是上橡皮障的好处远远多于上述不便，因此为了提高根管治疗的效果，减少可能发生的并发症，建议做根管治疗时上橡皮障。

025 老年人做根管治疗需要用牙科手术显微镜吗？

"看得越清，才能做得越好"。自二十世纪八十年代牙科手术显微镜应用于牙髓病治疗后，其明亮的视野和良好的放大效果有助于医生更清楚地观察手术部位，受到很多牙科医生的欢迎。牙科手术显微镜能提供充足的光源进入根管，并可以将髓腔和根管系统放大，使术者能看清根管内部的结构，确认治疗的部位，直视下进行治疗，防止根管治疗过程中根管壁穿孔、根管内器械分离等意外的发生，并可即刻检查治疗质量（图23）。牙科手术显微镜在疑难根管治疗或者处理根管治疗并发症时能显著提高治疗成功率。因此，提倡在根管治疗中常规使用牙科手术显微镜。

老年人的患牙病情复杂，牙髓钙化和根管堵塞多，根管口难以定位。常规治疗时很难疏通和预备钙化根管，很容易导致根管系统的感染不能彻底清除，根尖周组织的炎症无法控制。而在牙科手术显微镜下，医生可以判断钙化的和正常的组织，借助显微器械去除钙化组织并定位、疏通根管，有助于清除感染，提高治疗效果。

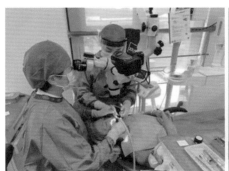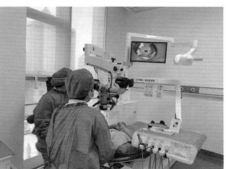

图23　牙科手术显微镜

（王娟）

牙缝和食物嵌塞

老年人牙齿食物嵌塞怎么办？

　　牙齿食物嵌塞是老年人最常见的口腔问题，这主要和老年人容易发生蛀牙、牙周炎、牙龈退缩、牙齿不均匀磨耗、佩戴不合适的假牙等原因有关。食物嵌塞可导致局部牙周组织炎症和破坏，还会导致牙龈退缩、龈乳头炎、邻面龋、牙槽骨吸收、口臭等症状，严重者还可能发生牙周脓肿，引起较明显的肿痛或出血（图24）。老年人如果老是发生牙齿食物嵌塞，则需要到医院进行检查，明确病因后再进行针对性治疗。此外，在日常的生活中可使用牙线或者牙间隙刷（图25）来清洁牙齿的邻面。

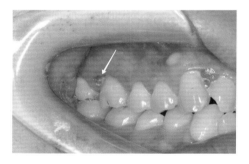

图 24　食物嵌塞

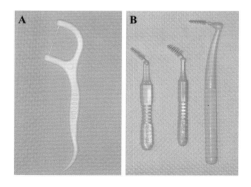

图 25　牙线和牙间隙刷

27　老年人的牙缝太大总是塞牙，能直接补牙缝或用牙签剔牙吗？

　　老年人牙缝太大的常见原因包括蛀牙、磨耗、缺损、牙龈退缩、牙周炎、长期缺牙未修复导致邻牙倾斜形成过大的牙缝等。牙缝太大需针对不同的病因采取不同的治疗方案，如：邻面龋或牙齿缺损导致的牙缝可通过充填治疗或嵌体修复；牙齿的大面积缺损可通过根管治疗和烤瓷牙修复；牙齿的缺失可通过种植、固定或活动义齿修复；牙周疾病导致的牙缝过大需接受牙周治疗，将牙周炎症控制住，再进行相应的治疗。因此牙缝大不是直接补上就可以的。如果仅仅为了省事把牙缝补上，补牙缝的材料会导致更为严重的牙齿或牙周疾病。

　　很多老年人喜欢饭后用牙签剔牙，甚至把牙签插到两个牙中间上下摇动，其实这种习惯不好。因为牙签比较锋利和坚硬，非常容易损伤牙龈，导致牙龈出血和炎症，长时间使用牙签还会导致牙龈退缩、牙根暴露等牙周问题。所以老年人会发现牙缝越剔越大。因此，对于老年人来说，如果要清理嵌塞的食物，使用牙线是更好的选择，部分牙缝较大的老年人还可使用牙间隙刷。

（李璐）

牙 周 病

028 老年人牙齿松动是什么原因？

正常情况下，牙齿有一定的动度，但是极微小，几乎不能察觉。然而，许多老年人发现，随着年龄增长牙齿开始松动，咀嚼时用不上力气。有些牙齿松动特别明显，上下左右都能摇晃，感觉能直接拔掉。也有些老年人的前牙松动明显，已经移位，导致牙缝特别大。牙齿松动是老年人常见的口腔问题，如果牙齿松动的情况不能得到有效控制和干预，非常容易造成牙齿脱落。导致牙齿松动的原因主要包括：

（1）牙周病。牙周病是导致牙齿松动最主要的原因。很多老年人发生牙周病，牙齿周围的支持组织（如牙龈、牙周膜、牙槽骨和牙骨质）因为炎症受到破坏。当牙齿缺乏牙周组织的支撑时，就像大树周围没有土一样，会出现松动。由于牙周炎进展比较缓慢，所以早期牙齿松动不明显。但随着牙周炎的发展，牙槽骨吸收越来越多，牙齿松动会越来越明显。

（2）外伤。老年人身体本来就比较虚弱，有时不小心摔倒了，或进食时突然咬到硬物，或其他意外事件发生等都会对牙齿造成不同程度的伤害，进而引起牙齿松动。

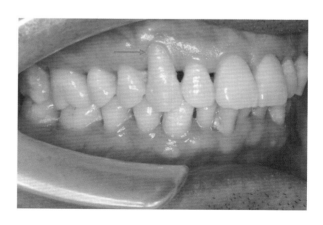

图 26　牙龈退缩

（3）颌骨疾病。颌骨的骨髓炎、肿瘤等疾病可侵及牙齿、牙槽骨、颌骨，致牙齿松动。

（4）生理性退变。随着年龄的增长，老年人的牙龈、牙槽骨等牙周组织发生生理性退变，导致牙龈退缩、牙根暴露、牙槽骨吸收而引起牙齿松动（图26）。

Question 029 老年人刷牙时牙龈出血怎么办？

有些老年人刷牙时牙龈出血，或咬馒头、苹果或其他硬食物时能在食物上看到血丝，这些情况往往是牙龈炎或牙周炎的表现。健康的牙龈不管刷牙还是进食都不会出血，而牙周病患者的牙龈血管扩张、充血，微小的刺激即能引起毛细血管破裂和出血（图27）。但是，如果发生自发性的牙龈出血则需要多加注意，这样的症状提示可能存在血液系统疾病。因此当牙龈出血时，应及时至正规医院对牙周及全身情况进行系统、全面的检查和评估，综合分析做出准确的诊断，制定治疗方案，根据治疗方案进行规范的牙周治疗。

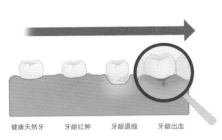

健康天然牙　　牙龈红肿　　牙龈退缩　　牙龈出血

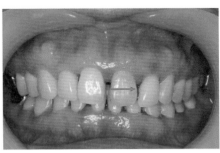

图27　牙龈出血

Question 030 老年人患牙周病有什么危害？

　　牙周病是一种常见的细菌感染性疾病，是全球第六位多发的慢性非传染性疾病。牙周病会导致牙周支持组织破坏，表现为牙龈炎症和出血、牙周袋形成、牙槽骨吸收、牙齿松动（图28）。严重的牙周病会导致牙齿移位甚至缺失。我国是牙周病高发国家，各年龄组患者的牙周病患病率甚至高于患龋率，中年和老年人群中牙周健康者分别仅占9.1%和9.3%。由此可见牙周病在老年人中非常普遍，对老年人的身心健康造成了极大的影响。牙周病的危害主要体现在：

　　（1）牙齿缺失：牙周病导致牙齿缺失，使咀嚼功能减退，直接导致口腔咬合系统功能破坏，间接导致胃肠道的功能紊乱，引发营养不良，进而影响免疫功能，导致患者出现各类其他的继发疾病。

　　（2）对全身疾病的影响：大量研究表明牙周感染可能是某些重要系统性疾病的潜在危险因素，包括心脑血管疾病、糖尿病、慢性阻塞性肺疾病、慢性肾病等。而老年人普遍存在各类心血管疾病及糖尿病等系统疾病，因此更加需要重视牙周病的及时诊疗。

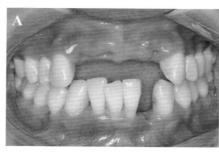
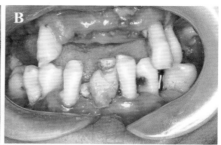

A：牙周病　　　　　　　　　　B：重度牙周病

图28　牙周病

Question 031 老年人如何选择牙刷？怎么刷牙才好？

刷牙是自我清除菌斑的主要手段，设计合理的牙刷和正确的刷牙方式能有效地清除菌斑。一般主张每天早晚各刷一次，也可午饭后增加一次，每次至少3分钟。牙刷的刷毛用细尼龙丝制作而成，表面光滑，富有弹性，容易保持清洁。刷毛有粗、细和软、中、硬之分。刷毛的毛端圆滑，可以减少对牙龈和牙齿的刺激。选择牙刷的原则是牙刷头部宜小，便于在口内转动，且能清洁各个部位。电动牙刷启动后刷毛束能做不同方向的转动或颤动，一些新型电动牙刷可以清洁到牙间隙和牙颈部，增强了清除菌斑的效果。

刷牙的方法很多，只要应用得当，各种方法对菌斑的清除效果无显著差异。有些老年人喜欢用硬刷毛的牙刷，像"拉锯"一样横着刷牙。这种方法是错误的，既不能有效清除牙面的菌斑，又会导致牙齿楔状缺损，严重时会导致牙髓暴露、牙髓炎或根尖周炎，甚至牙齿折断。一般建议"竖着"刷牙，即牙刷头上下运动。因牙周病在老年人中非常普遍，对于这类患者，清除菌斑的重点部位为龈沟附近和邻间隙，推荐使用龈沟刷牙法（即Bass刷牙法，图29）。

（1）将刷头放于牙齿与牙龈交接的地方，刷上颌牙齿时刷毛朝上，刷下颌牙齿时刷毛朝下，刷毛与牙齿成45°角，轻轻加压，使毛束一部分进入龈沟，一部分在沟外并进入邻面。

（2）牙刷在原位做近、远中方向水平颤动4～5次，颤动时牙刷移动仅约1mm，这样可将龈缘附近及邻面的菌斑揉碎并从牙面除去。

（3）刷上、下前牙的舌面时，可将牙刷头竖起，以刷头的前部接触近龈缘处的牙面，做上下颤动。

（4）依次移动牙刷至邻近的牙齿，重复同样的动作。

（5）全口牙齿应按一定顺序刷，勿遗漏，并保证刷到每个牙面。每次移动牙刷时应有适当的重叠，以免遗漏牙面。

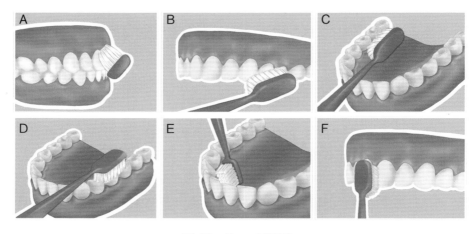

图 29　Bass 刷牙法

032　为什么老年人的牙周病要治疗多次?

很多老年人认为牙周病的治疗技术少，治疗内容简单，效果不佳，不如直接拔牙，其实这是对牙周病治疗的很大误解。规范和仔细的牙周治疗可显著改善牙周组织炎症，提高患牙的保存效果。由于牙周病损常涉及牙龈、牙槽骨、牙周膜及牙骨质，患者也多会伴有系统健康问题，因此牙周病的预后受很多因素影响，包括牙周炎的类型、牙周支持组织破坏的程度、局部刺激因素消除情况、牙松动情况、余留牙的情况、患者的依从性、吸烟和精神压力状况、病史和年龄、危险因素评估等，以及全身的健康状况、有无相关的系统性疾病（如糖尿病、传染性疾病、营养不良、免疫功能异常）以及遗传因素等，都对牙周病的预后有较大影响。

因此，牙周病的治疗需要兼顾多个方面，采用多种方法，花费较长时间才能完成。应在治疗前制订计划，并按计划分先后次序进行，再根据每次复诊的检查情况进行调整。牙周病治疗主要分为 4 个阶段，包括基础治疗、牙周手术治疗、修复治疗和支持治疗。

（1）基础治疗。牙周基础治疗的目的是去除病因，控制牙周炎症，使牙周组织达到稳定、健康的状态。这部分治疗是牙周病患者不可缺少的治疗步骤。牙周基础治疗主要包括：①口腔卫生宣教。医师向患者普及牙周病的相关知识并教授其建立良好的口腔卫生习惯。②临床治疗措施。拔除无保留价值的患牙，实施龈上洁治术及龈下刮治术和根面平整术以彻底去除菌斑、牙石，同时对有菌斑滞留风险的因素进行处理，包括充填龋洞、改正充填体悬突等，并对有咬合创伤的患牙进行咬合调整。在牙周基础治疗完成后，需在 1 ~ 3 个月时进行复查，若此时牙周炎症仍未控制，则寻找原因并再次进行牙周基础治疗。

（2）手术治疗。部分患者需行牙周手术治疗，其目的是在直视下进行彻底的根面平整和清除感染组织，而且可以纠正牙龈及骨的外形，便于患者自我控制牙菌斑，维护口腔卫生。

（3）修复治疗。进行永久性固定修复或可摘义齿修复，恢复患者咀嚼效能。

（4）支持治疗。在牙周炎患者的维护期，仅靠患者自身进行机械性菌斑清除来预防和治疗牙周炎是不够的，应该定期进行专业的机械性菌斑清除，针对患者易于忽视或无法清洁到的牙面、区域进行洁治。保证牙周组织处于一个健康、安全的环境中。

成功治疗牙周炎需要医患双方共同努力，既需要周密正确的治疗计划和医生精湛、细致的治疗技术，也需要患者认真配合和持之以恒的自我菌斑控制。

033 老年人可以洗牙吗？洗牙对牙齿和牙龈有没有伤害？

很多老年人不知道什么是洗牙，认为就是用水冲洗一下。还有的老年人认为洗牙是年轻人赶时髦，与老年人无关。这是对洗牙不了解。其实洗牙对治疗牙龈炎症，促进牙周组织健康很有帮助。

1. 老年人可以洗牙。洗牙即龈上洁治术（图 30），是用器械去除龈上

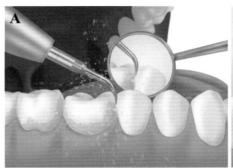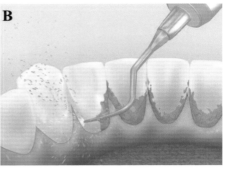

A：后牙； B：前牙

图 30　洗牙

牙石、菌斑和色渍，并磨光牙面，以延缓菌斑和牙石沉积。老年人牙齿松动多是由牙周病、根面龋等问题引起的，所以定期洗牙不仅是预防和治疗牙周疾病的有效方法，还对消除和减少龋齿、牙龈炎、牙龈退缩、牙槽骨吸收，甚至减少全身疾病都起到一定的作用。成年人推荐半年至一年洗一次牙，牙周病患者需要 3 ~ 6 个月洗一次牙，老年人可根据自身口腔卫生情况选择定期洗牙。但是，老年患者免疫反应性不如年轻人，且多患有全身疾病，有如下疾病的老年人需要注意暂缓洗牙：

（1）出血性疾病，如血小板减少症、白血病、未控制的糖尿病等。需预先使用促凝血药物，以免洗牙时出血不止及感染。

（2）急性传染病，如急性肝炎活动期、结核。待病情稳定后可以洗牙。洗牙时需将病情明确告知医生。

（3）心血管疾病，如活动性心绞痛、半年内发作过的心肌梗死、未控制的高血压和心力衰竭等。

（4）牙龈恶性肿瘤。避免肿瘤扩散。

（5）口腔局部软硬组织炎症急性期。避免炎症局部加重或沿着血液扩散。

2. 洗牙对牙齿和牙龈没有伤害。牙齿表面的牙釉质是人体最坚硬的组织，洗牙过程中洁牙机的工作尖施力轻，且不会停留在牙面某一点上震动，因此不会损伤牙齿，在显微镜下仅能看到微小划痕。由于大多数牙龈有炎症，所以在洗牙时牙龈会有少量出血，但洗牙后能有效缓解，牙龈形态和色泽也有所改善。因此在正规医院由受过专业培训的医师进行洗牙，不会对牙齿和牙龈造成伤害。

Question 034 老年人洗完牙后感觉牙缝变大了，牙也有点松动，感觉酸痛，是不是洗牙造成的？

很多老年人害怕洗牙，认为牙齿被洗松了，牙缝变大了。还有的老年人洗完牙之后遇到冷热刺激会产生酸痛，认为牙齿被洗坏了。其实这是对洗牙的误解。洗牙不会导致牙齿松动，更不会导致牙齿遇到冷热刺激敏感。

食物每天在牙面上留下的牙菌斑，仅靠刷牙很难清除干净，久而久之就钙化形成了牙石。这些牙石以及发炎肿胀的牙龈填塞牙缝并掩盖牙根，牙石也像固定夹板一样夹持着本来松动的牙齿。而洗牙并不磨损牙齿，只是用器械去除了牙石、菌斑等，洗牙后牙龈肿胀逐渐消退，长期被遮蔽的牙齿和牙根表面暴露出来，因此牙缝就变得明显了（图31），牙齿的轮廓也更加明显，牙齿又和原来一样松动了。洗完牙后出现酸痛，最主要的原因是原有的大量牙石推挤压迫牙槽骨和牙龈，造成牙槽骨吸收和牙龈退缩，洗牙后，之前覆盖牙石的牙体组织暴露，出现敏感症状。

牙石和牙周病关系密切。如果因为怕牙缝看起来大和牙齿敏感就拒绝洗牙，宁可维持牙龈炎症肿胀的状态，这是不正确的，只会带来更为严重的后果。已经存在的牙石会为菌斑的进一步积聚和矿化提供理想的表面，从而使牙周疾病恶化，加重牙槽骨吸收，甚至导致牙齿松动脱落。

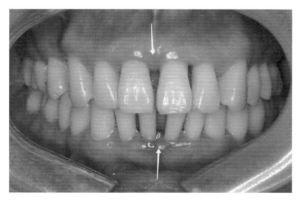

图 31　牙周炎牙缝变大

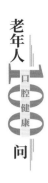
洗牙后如果吃东西时酸痛，可使用一些具有脱敏作用的牙膏，有效缓解酸痛症状；同时应注意饮食控制，不要进食太冷、太烫、过于刺激的食物。针对牙缝变大的现象，如果严重影响美观，可以根据具体情况，必要时采用手术治疗或修复联合治疗；平时可通过加强口腔卫生，配合使用牙线、牙缝刷等进行菌斑控制，保持牙周健康。

Question 035 老年人牙龈出血可以用止血牙膏吗？

有些广告宣传牙膏具有止血作用，刷牙后牙龈不再出血。很多老年人使用这类牙膏后，感觉牙龈出血有一定的好转，因此认为牙龈出血用止血牙膏效果好。其实，牙膏中的止血功效是不可信的。引起牙龈出血的原因有很多，主要是局部牙周组织疾病（包括牙龈炎、牙周炎、牙龈瘤等）和全身系统性疾病（高血压、血友病、血小板减少性紫癜等）。牙膏的成分主要是摩擦剂、保湿剂等，基本功能是清理口腔内残留的食物，清洁牙齿表面的污垢。被宣传有消炎、止血等功效的药物牙膏，其实是在普通的牙膏中添加了极少的含有微量元素、抑菌剂或其他有效成分的中草药，但因添加物含量很少，在口腔内与牙龈接触的时间很短，只有两三分钟，因此用这类牙膏治疗牙龈出血基本达不到预期效果。即使使用止血牙膏刷牙后牙龈出血有一定好转，效果也只是短暂的，并不能根治牙龈出血，反而会因为使用此类牙膏而掩盖病因，没有针对真正的病因进行治疗而造成病情延误或加重。因此牙龈出血需要到医院检查，根据病因进行治疗，而不是仅仅使用止血牙膏刷牙。

Question 036　老年人口臭有办法缓解吗?

口臭,即呼气异味、口腔异味,是指在呼吸时呼出令人不愉快的气味。随着社会经济发展,人们的社交增多,对自身舒适度的要求提高,口臭已越来越被公众关注。口臭也成为口腔科患者的主诉症状之一。口臭可能是生理性或暂时性的,也可能是病理性的。生理性口臭常见于睡眠后,这是由于睡眠时唾液流量少,口腔活动少,细菌代谢增加,产生更多的异味。食用大蒜、洋葱,吸烟,饮酒或服用某些药物也会引起暂时性口臭。病理性的口臭是指持续的呼气异味,持续数月至数年。

人呼出的挥发性硫化物是引起口臭的"罪魁祸首"。根据来源,口臭可以分为源自口腔内和口腔以外的口臭两类。口腔内众多因素能导致异味,目前公认的舌苔和牙周病是口臭的主要原因。此外,口腔内未治疗的龋齿、不良修复体(尤其是夜间不摘义齿)、食物嵌塞、干槽症、口腔溃疡、肿瘤等,都可引起细菌堆积和食物残留而导致口臭。少部分人的口臭是由身体其他部位或系统异常引起的,常见的耳鼻喉疾病或化脓性扁桃体炎、鼻炎和鼻内异物、肺部感染、肿瘤等呼吸系统疾病,食管憩室、反流性食管炎等胃肠系统疾病,糖尿病、肾衰竭、肝硬化和肝功能不良等代谢异常也会导致口臭。上述情况在老年人中比较多见,因此导致发生口臭的老年人比较多。

需要针对口臭的来源采取综合治疗措施。源自口腔内的口臭是某些细菌在降解蛋白质的过程中产生的,因此清除和减少口腔内微生物以及供它们分解的底物(如食物残渣、死亡细胞等)是重要治疗措施。

(1)治疗牙周炎和牙龈炎。彻底清除菌斑、牙石,认真自我控制菌斑,保持口腔卫生可减轻口臭。充填龋齿,改正不良修复体,合理保养和清洁修复体,使用牙线或牙间隙刷也是重要的措施。

(2)化学疗法减少菌量。市售的一些漱口液或牙膏宣传有清除口臭、清新口气的作用,但明确的临床证据较少。

(3)多学科合作。如果是源自口腔以外的口臭,需要与相关科室的医师联合诊治。

037 老年人牙龈上有色素沉着是什么原因?

对于大多数人来说,健康的牙龈是粉红色的,质地韧,正常饮食、刷牙的时候都不会出血。但是有些人的牙龈可能有其他的颜色,尤其一些老年人的牙龈比较明显,例如:

(1)黑色:主要由牙龈的黑色素沉着造成。有些皮肤较黑的人,牙龈常出现黑色或者褐色的色素沉着斑,可相互融合成片,大多是对称分布的,不会高出黏膜,有时成年后这种色素加深(图32A和B)。但一些严重疾病也会导致这种色素沉着,比如艾迪生病。

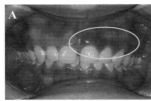
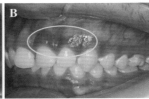
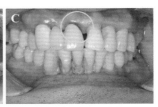

A、B:牙龈色素加深; C:金属烤瓷牙导致龈缘黑线

图32 牙龈着色

(2)蓝黑色:金属烤瓷牙、铸造冠等口腔修复体的金属边缘长期与牙龈接触,也有可能造成牙龈着色(图32C)。牙颈部银汞充填物附近的牙龈中可有银颗粒沉积,呈灰黑色斑点。老年人口内的烤瓷冠、银汞充填物比较多,牙龈缘蓝黑色多见。

(3)重金属色:铋、铅等重金属被人体吸收或导致人体中毒,除了引起机体的一系列症状外,还可以导致龈缘颜色改变。铋会导致牙龈出现"铋线",尤其是上下前牙的龈缘出现宽约1 mm的灰黑色或黑色线条,边缘清晰整齐。慢性铅中毒会引起牙龈"铅线",常位于尖牙至第一磨牙颊侧牙龈,呈灰蓝色。

(4)棕褐色:可能是长期吸烟、饮茶所致,这在老年男性中比较多见。

(5)线形牙龈红斑:在龈缘处有明显鲜红的宽约2～3 mm的红线,在附着龈上可呈淤斑状,极易出血。这种情况绝大多数见于HIV感染者。

非病理性的色素沉着一般不需要过度干预,但是如果非常影响美观,临床上可以采用各种治疗技术,如化学方法、冷冻疗法、手术治疗、激光治疗等去除或减少色素。此外，也可以拆除旧的金属烤瓷牙、铸造冠，改用全瓷冠；去除牙颈部银汞充填物，改用树脂充填物。

 老年人可以使用冲牙器和刮舌器吗?

冲牙器（图33A）利用脉冲和水压作用于牙面和牙周组织，产生加压、减压循环交替的效果，加压阶段水流可以冲入牙齿邻面间隙或牙周袋内部，减压阶段有利于牙缝中的牙菌斑或者残留食物流出，降低龈沟液内的炎症因子，从而达到清洁牙缝和龈沟的作用，并可以按摩牙龈。

刮舌器（图33B）是一种勺子样的用来清洁舌苔的器具，一般使用塑料或者橡胶制成，也有用金属银或者铝制作的。刮舌器可以清除舌头上的舌苔，可有效地减少舌背的微生物，显著缓解口臭的程度。

老年人牙龈退缩，牙缝较大，容易嵌塞食物，口腔卫生不佳，舌苔厚，很容易造成牙周炎和口臭。冲牙器使用起来几乎不需要任何技巧，便于老年人使用，更容易清除牙缝中的食物残渣，使用刮舌器也比较容易去除舌背的舌苔。冲牙器和刮舌器是纯粹的机械清洁工具，只要使用得当，对人体没有副作用，基本不会伤及牙齿表面、牙周组织或舌头，其治疗价值要明显优于牙签和漱口水，因此老年人可以使用，但是不能替代刷牙。

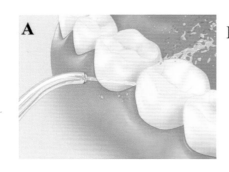 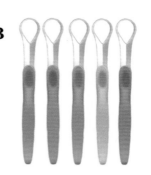

A：冲牙器； B：刮舌器

图33 冲牙器和刮舌器

（徐艳 李璐）

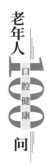
活动假牙和烤瓷牙

039 为什么老年人想装假牙，医生却要求先拔牙、补牙和洗牙？

老年人口内除了缺牙外，剩下的牙齿还可能存在着严重的龋病、牙周病或根尖周病，表现为牙齿缺损（甚至是残冠或残根）、牙松动、牙龈炎、牙结石、牙龈窦道等症状，这些都会影响假牙的修复效果。如果不处理这些牙齿或牙周的疾病就直接装假牙，那么既影响假牙在口内的佩戴，也会出现假牙才做好口内的牙齿就折断、脱落、疼痛等情况，导致新做的假牙不适合佩戴了。因此装假牙前通过拔牙、补牙、洗牙等治疗手段解决上述问题，制作出的假牙效果才能更好，使用的时间也会更长。

040 老年人做活动假牙前需要做哪些检查和处理？

活动假牙，即活动义齿、可摘义齿。老年人在进行活动义齿修复前，除了要进行心理上的沟通和准备以外，还需要针对口腔内的情况进行准备。

（1）对余留牙进行检查。如果有不利于修复的松动牙、扭转牙、畸形牙等，均要予以拔除（图34）；而有利于修复的残根、残冠，要进行根管治疗，进行根面的充填覆盖或者根帽和桩核冠的修复。这对于将来进行上部义齿修复，可以起到固位支持以及防止牙槽骨吸收的作用。

（2）对于有龋坏或者缺损的基牙，要进行充填或者修复。对于牙冠外形比较差的基牙，先要进行调磨或者将其外形修复至正常，之后再进行其他的修复，有时也可以采用调磨的方式调整过长的、倾斜的牙齿。

（3）对于有牙周疾病的患者，一定要进行牙周治疗，有不良修复体的要拆除，再评估牙齿条件，判断能否保留。缺牙间隙也需要进行准备，比

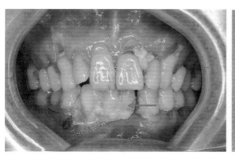
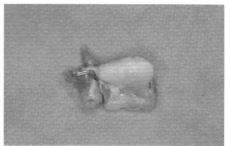

图34　不良修复体

如有残根或者游离的骨片要进行手术，对于一些对颌有伸长的牙齿要进行磨改。颌骨上如果有妨碍义齿就位的压痛骨尖、骨突等也要进行调磨，比如下颌舌侧凸起的骨隆突、上颌后部过大的上颌结节等，修复前要进行一些手术的修整。

（4）如果黏膜有炎症、溃疡和增生，甚至有肿瘤，患者一定要先进行口腔黏膜科、口腔外科的治疗，等口腔黏膜恢复到健康的状态，再进行活动义齿的修复。

Question 041　老年人拔完牙能不能立刻装假牙？缺牙期间如何过渡？

拔完牙不能立即装假牙。一般拔牙以后牙槽骨会慢慢吸收，创口也需要2～3个月才能慢慢愈合，只有等创口愈合以后，才能装假牙。因为如果立即装假牙会影响创口愈合，并可能会引发其他并发症，而且等牙槽骨吸收稳定后，拔牙后立即做的假牙也不再适合佩戴。

如果老年人拔的牙少，基本不影响进食，可暂时不用处理。如果拔的牙较多，缺牙期间可以安装临时义齿，防止两边牙齿向缺牙处倾斜，为之后永久性义齿的制作提供条件。

042 老年人装的活动假牙有哪些种类？它们各自的常用材料是什么？有哪些区别？

　　活动假牙又叫可摘义齿。老年人如果想装活动假牙，有局部可摘义齿和全口义齿两种选择，主要根据口腔内是否存有天然牙进行区分。活动假牙的种类包括：① 局部可摘义齿（图35 A-C）。主要针对个别牙或多个牙缺失，但仍有部分天然牙存在的口腔修复方式。② 全口义齿（图35 D-F）。主要针对全部牙齿都缺失，即无牙颌患者的口腔修复方式。不管哪种活动假牙，都是由基托和人工牙组成的。

　　活动假牙常用材料：① 钴铬合金材料。钴铬合金是铸造义齿的常用材料，具有高度的固位力、抗压力，成本低，但在长期唾液浸泡中极易产生腐蚀，生物相容性较差，易导致口腔黏膜炎。② 钛合金材料。钛合金一般指高钴铬钼合金，具有比普通钴铬合金更高的机械强度、抗氧化力及抗热腐蚀能力，其抗应力、弹性均较好，支架不易变形，折断可能性低，卡环容易调节，可获得较高的固位力。③纯钛材料。纯钛义齿整体较其他金属合金薄、轻，异物感小，患者舒适度高，生物相容性好，对人体无副作用，但纯钛材料的价格较高。

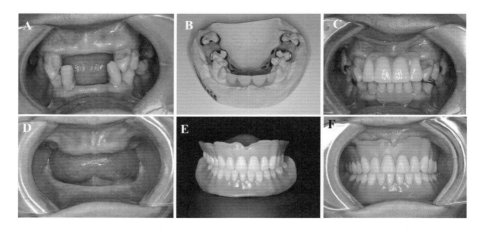

图35　局部义齿和全口义齿

Question 043 老年人的活动假牙如何摘戴、使用和维护？

很多刚装活动假牙的老年人不会摘戴，主要表现为假牙戴不上去，在口内不能放到正确位置，导致不能咬合或者卡着牙齿及牙龈疼痛；也可能表现为戴上了取不下来。此外，很多老年人也不清楚假牙是一直戴着呢，还是每天都要拿出来？如果拿出来了，是用纸包着，还是放在清水或专用的药水中？这些情况和疑问比较常见，也是老年人比较关心的。活动假牙的摘戴需要慢慢练习，平时使用和维护也有一些注意事项，主要包括：

（1）活动假牙摘戴：戴义齿时人工牙要对准缺牙位置，用手指轻压假牙的上面（即咬合面），轻缓就位，不要用牙用力咬合就位，以免卡环变形或义齿损坏。摘义齿时用指甲向龈方（上颌假牙向下、下颌假牙向上），沿就位相反方向推拉卡环（图36）。通常医生会教患者摘戴方法，但还需要老年人多加练习，摘戴时遇到阻力切勿用力咬或推拉。

（2）活动假牙使用：①义齿初戴入口腔，可能出现唾液增多、发音不清晰、固位不好、恶心等情况。这是常有的现象，经过一段时间适应、调整后，上述现象一般会逐渐消失。②初戴义齿后，若有疼痛，应及时到医院复诊。到医院之前，最好将义齿戴用至少2小时，便于医师检查分析疼痛的原因。③初戴义齿开始进餐时，食用软食，少量进食，慢慢咀嚼，逐渐过渡到普通食物。不宜食用过硬食物。④每天睡觉前要取出义齿浸泡在干净的冷水中。

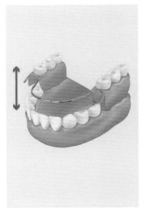
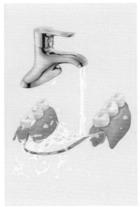
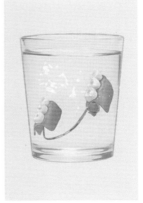

图36 局部可摘义齿及 图37 活动义齿的清洗和维护
　　其佩戴方式

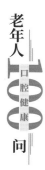

（3）活动假牙维护：①清洁。每天进食后，应取出义齿用水冲洗干净，以免影响口腔黏膜的健康；晚上睡觉要将义齿取出，用牙刷将义齿刷洗干净，浸泡于冷水中（图37），保持义齿清洁。不应使用化学药物对义齿进行处理。②戴用时间。义齿一般应该每天戴用，如果数日或更长时间不用，可能出现义齿不能戴入的情况；一般情况下，每5年要更换或修改一次。使用活动义齿后每年到医院复查，如果义齿与口腔组织不合，或义齿磨耗严重，即便患者不一定能够自我感知，也仍需更换或修改。

Question 044 老年人活动假牙上的牙齿掉了一个，或者自己的牙又掉了一个，假牙能否修理或加牙？

老年人的活动假牙佩戴一段时间后，假牙上的牙齿掉了一个或者自己的牙掉了一个，这种现象也比较常见。很多老年人从经济角度出发，希望能修理或者加一个牙。如果假牙还能便利舒适地佩戴，固位良好，不影响咀嚼，牙龈无明显炎症等不适，通常情况下是可以修理的。

人工牙折断或脱落的修理，可磨除残留牙冠及舌侧基托，但应注意保存基托唇侧龈缘。选择颜色、大小、形状合适的人工牙，或利用脱落的原人工牙，磨改其盖嵴部使之粗糙，或预备固位倒凹。在人工牙的盖嵴部和相应的基托部分涂布甲基丙烯酸单体，按咬合关系，用自凝塑料固定至原义齿上。修理前牙时应注意尽量少暴露自凝塑料。如除人工牙之外还需增加卡环和基托等，则需取印模翻制模型后，在口外修理。如果是余留牙被拔除或脱落，可以直接在口内以自凝塑料添加人工牙。但如果活动义齿基牙脱落，影响义齿使用，则需要重新制作义齿。

Question 045 老年人不想做带钩子的活动假牙可以吗？活动假牙的钩子会不会把其他的牙齿钩坏？

　　活动假牙的钩子（即卡环）是活动假牙必不可少的结构（图38A和B），它的功能是借助剩下的牙齿将假牙固定在嘴里，帮助假牙行使功能。有了钩子，假牙才能稳定，咀嚼时不会松动或脱落。活动假牙的钩子会不会把别的牙齿钩坏，主要取决于佩戴假牙后本人的口腔卫生维护。在遵照活动假牙佩戴要求的情况下，是不会把别的牙齿钩坏的。但是如果假牙在口内固位不稳定，咀嚼的时候钩子就会不断地磨损其他的牙齿，时间长了就会出现通常说的"钩子把其他的牙齿钩坏"的现象。

　　隐形义齿（图38C和D）没有金属卡环，美观逼真、弹性好。但正是由于隐形义齿没有用卡环来固位，反而会使基托的负担增加，长时间使用会导致牙周组织吸收，有邻牙松动的隐患。如果经常吃坚硬食物，咬合力量大，会加速缺失牙牙槽骨的吸收。所以隐形义齿一般用于个别牙或者门牙缺失的修复。

　　如果老年人无法接受钩子存在，也不愿使用隐形义齿，可以考虑种植修复。

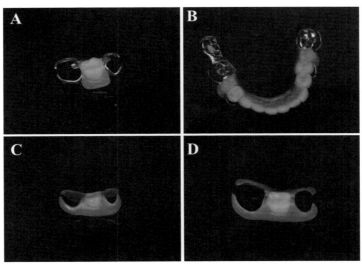

图38　活动假牙类型

Question 046　老年人的一副活动假牙可以使用多久？需要定期更换吗？

有些老年人的活动假牙用了很多年了，感觉不影响吃东西，即使假牙磨损得非常厉害也不愿意更换。其实活动假牙在一般情况下可以使用3～5年，是否需要重新制作主要根据材料磨耗、老年人的牙槽骨萎缩情况来做决定。

（1）材料磨耗。活动假牙是由基托和人工牙组成的，基托的主要成分可以是塑料（甲基丙烯酸甲酯），也可以是合金。人工牙其实是树脂牙，不耐磨耗，在正常的咀嚼过程中容易磨损。喜食花生、坚果等坚硬食物的老年人，假牙的磨损会更明显。

（2）牙槽骨萎缩。老年人缺牙后，牙槽骨会不断吸收，即使佩戴活动假牙，牙槽骨的吸收仍在进行，导致活动假牙和口腔软组织之间逐渐出现缝隙，短期内可以通过重衬的方法修理，但是在3～5年后必须重新制作，否则会出现活动假牙不稳定的现象。

老年人在佩戴活动假牙的过程中，一定要遵医嘱使用。每天刷牙，尽量不要咬硬物，饭后及时将活动假牙取出并清洗，睡觉时将活动假牙泡在冷水中。如果假牙磨损明显，或者感觉吃东西费劲、关节区不适，就需要就诊检查一下假牙是否需要重新制作了。

Question 047　老年人一颗牙都没有了，如何装假牙？

有些老年人的牙齿全部脱落，影响进食，也会导致容貌改变和颞下颌关节不适。老年人无牙颌最常见的修复方式是全口义齿，也就是通常说的全口假牙。主要步骤如下：

（1）口腔检查，包括牙槽骨、黏膜情况检查。牙槽骨检查一般要看患者的牙槽嵴丰满度，有没有骨尖、骨刺，如果骨突比较严重，应先进行牙槽嵴的修整。黏膜情况检查主要看是否有松软的黏膜组织，如果有松软、移动度较大的黏膜组织，则需做外科手术修整。

（2）如果口腔的情况都符合标准，可制取印模，制取印模之后灌注石膏模型。在石膏模型上面铺蜡颌堤（图39A），把蜡颌堤放到患者口腔中，确定患者的上下颌位置关系，即确定患者正中咬合位置和垂直距离；通过面弓把确定好的上下颌位关系转移到颌架上面，在颌架上进行全口人工牙的排列和蜡型制作。

（3）调整好人工牙齿蜡型之后，需在患者口腔中进行试戴（图39B）。在试戴过程中如发现问题，可以进一步调整。

（4）确保义齿固位稳定良好、颌位关系正确，以及患者对义齿的满意度较好的情况下，可以开始全口义齿制作步骤。需要将义齿基托的蜡型部分替换为树脂材料，完成之后进行打磨、抛光，一个完整全口义齿的制作即可完成。

（5）制作完成后给患者进行初戴，按照义齿初戴的要求与患者的情况，对义齿进行调改以达到合适的状态；佩戴时医生需进行必要的指导和帮助，让患者对义齿的使用和维护有正确的认识和了解，以方便日后使用。

（6）在初戴完成之后，后期要进行复查。要求义齿佩戴者定期到医院做检查，以便及时发现问题和解决问题。在复诊前一天最好能坚持戴用义齿，以便医师利用义齿在牙床上留下的压痕，快速、准确地对疼痛部位做出诊断处理。

全口假牙是难度比较大的义齿，制作步骤多，时间长，患者通常要就诊多次。全口假牙制作好了之后，也可能出现戴了假牙之后异物感强、磨牙龈疼、固位不稳和进食时松动、关节酸痛等现象。这些现象比较常见，可至医生处复诊，医生会根据临床检查情况找出原因，进行逐步调改。这样的调改可能需要进行多次，老年患者朋友如果遇到这类情况不用着急，相信通过医生的处理和个人的慢慢适应，新做的全口假牙会适合佩戴的。

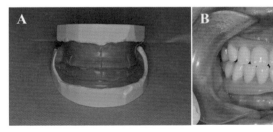

A：石膏模型和蜡堤；B：全口义齿试戴

39　全口义齿的制作

048 为什么有些老年人刚戴全口假牙吃东西时疼痛？可以按自己的感觉调整吗？

有些老年人刚戴全口假牙时异物感明显、牙龈疼痛，这主要是由于义齿的压迫导致牙龈或唇舌侧软组织黏膜压痛、红肿，甚至破溃。这种现象比较多见，主要原因还是老年人无牙颌的口腔情况复杂，不容易适应刚制作的全口假牙。这种情况患者不能自行调整。一方面，有时候由于老年患者年龄大、感觉功能退化，感觉是不准确的；或者由于初次佩戴义齿，在心理暗示下可能会出现异常感觉。另一方面，调磨义齿需要一定的专业知识及专业设备，患者在家不具备自主调牙的条件。

建议患者及时就医。常规的处理方法包括：在磨伤或压伤的黏膜上涂龙胆紫，将义齿组织面擦干，戴入口中，在压伤部位相应的基托组织面上显示紫色，用桃形或轮形石将紫色处的基托组织面磨除少许，使基托组织面与组织之间有适当的空隙，这种处理称为缓冲处理。由于每次调磨不能过多，因此有可能需要调整多次。

 049 老年人的牙齿磨损特别厉害，吃东西很费劲，要怎么办才能恢复咬合？

牙齿每天都会因摩擦而缓慢丧失。随年龄增长，牙体丧失越来越明显。因咀嚼造成的牙齿丧失叫磨耗，属于生理性的，无明显危害，无需专门处理。但正常咀嚼运动之外的，高强度、反复的机械摩擦造成的牙齿丧失叫磨损，是病理性的，需要采取措施预防和处理。

老年人牙齿磨损比较常见，这与刷牙不当、长期食用坚硬的食物、夜磨牙、不良咬合习惯等因素有关。牙齿磨损常引起牙齿酸痛、食物嵌塞、咀嚼困难、牙髓和根尖周病、颞下颌关节紊乱病、创伤等症状和疾病。临

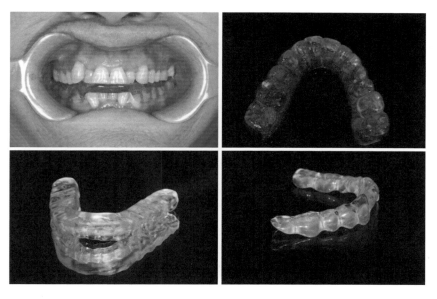

图 40　殆垫

床上这类患者除了要戒除不良咬合习惯，改善刷牙方法，还需要根据具体情况进行牙齿调磨、缺损充填、牙髓治疗，或者可采用殆垫（图 40）、可摘义齿或者固定义齿的方式进行咬合重建。

050 老年人口内缺了多个牙，能不能把牙全拔光了做全口假牙？

　　活动假牙分为两种，主要根据口腔内缺牙的情况进行区分。如果全部牙齿都缺失了，制作的就是全口活动假牙；如果个别牙或多个牙缺失，但是还存在天然牙，制作的就是局部活动假牙。全口活动假牙由基托和人工牙两部分组成，靠假牙基托与黏膜紧密贴合及边缘封闭产生的吸附力和大气压力固位，吸附在上下牙槽嵴上，以恢复患者的面部形态和功能。局部活动假牙利用缺牙区的邻牙或其他余留牙齿以及牙槽嵴和黏膜作支持，借助义齿上卡环和基托的作用，使义齿能在口腔内获得良好的固位，从而修复局部牙缺失，恢复牙齿和牙列的功能。

有些老年人觉得做了局部活动假牙之后，如果又有牙齿掉了还得重新做假牙，费时又费钱，所以想把牙齿拔光了直接做全口假牙。这种想法是错误的，一般建议患者尽可能地保留天然牙齿。首先，拔牙会有痛苦，对老年患者，更需要有拔牙适应证，规避禁忌证。其次，拔牙后需要等待3个月，等拔牙窝完全长好后才能开始镶牙。再次，全口假牙体积较大，容易产生恶心、不适，甚至说话发音都会受到影响，需要的适应时间较长。最主要的是，全口假牙只能恢复40%左右的咀嚼功能。如果镶得不合适，吸附力不好，还会出现假牙佩戴时松动、脱落。而天然牙的存在可帮助义齿固位，减少松动，有利于咀嚼。所以对于缺牙的老年人，不能为了省事、省钱而把牙齿全拔光了做全口假牙。

Question 051 烤瓷牙和全瓷牙对老年人来说有什么区别?

全瓷牙和烤瓷牙的制作过程相似，区别主要在于材料、价格、适应证等，具体如下：

牙冠材料：全瓷牙材料全部是瓷，没有任何金属。烤瓷牙是在金属上面烤瓷，牙冠既有金属底层也有陶瓷外表，材料组成不同。根据金属的不同，烤瓷牙又可分为贵金属烤瓷牙、非贵金属烤瓷牙等类型，种类相对繁多。

价格区别：全瓷牙材料包括二氧化锆全瓷、氧化铝全瓷、玻璃渗透陶瓷等。二氧化锆全瓷强度高，但成本和价格更高。烤瓷牙大多数价格较低，贵金属烤瓷牙的价格相对较高。

适应证不同：全瓷牙与烤瓷牙适用于不同的牙体缺损。部分牙齿适合进行全瓷牙修复，如前牙区，因为全瓷冠不含金属，不会发生牙龈染色（图41），而且前牙区是美学高风险区，故而多选择全瓷牙。烤瓷牙多用于后牙区，因为美观要求相对较低。

其他：烤瓷牙由于含有金属，如果患者进行 CT 或核磁共振检查，CT或核磁共振图像上会出现以烤瓷牙为中心的放射状伪影，导致无法看清周围组织，影响临床诊断。

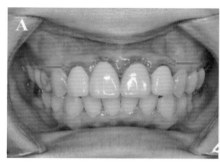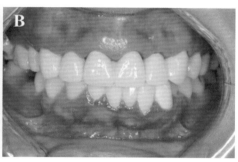

A：烤瓷牙（箭头：牙龈黑线）； B：全瓷牙

图 41　烤瓷牙和全瓷牙的区别

Question 052　老年人的牙齿冠修复后有什么注意事项？

（1）不要吃过硬的食物。牙齿进行根管治疗后，因失去牙髓营养供应，牙齿变得较脆，所以需要进行全冠修复加以保护。尽管如此，仍不建议用患牙吃太硬的食物，避免牙根折断，甚至全冠折断。全冠采用粘接固位，应避免食用太黏食物导致牙冠脱落。若发生全冠脱落，需及时到医院进行再粘接。

（2）注意口腔卫生，定期复查。口腔卫生保健是每个口腔医生都会告诉患者的重要注意事项，要养成早晚刷牙的习惯，注意刷牙方式，饭后漱口，保持口腔清洁。在刷牙的同时，建议患者用牙线、牙间隙刷、冲牙器，进行牙齿邻面的清洁，这样才能让口腔保持健康，让全冠用得更久。

（3）患者戴入全冠后会有适应的过程，如果患者出现咬合不适等问题，甚至出现全冠材料崩瓷等问题，要及时到医院就诊，以免发生其他并发症。

Question 053　老年人多年前做的烤瓷牙需要定期更换吗？

　　有些老年人认为镶的烤瓷牙需要定期更换，其实这种想法是不对的。临床上烤瓷牙可以维持 3 ~ 5 年，也可能维持 10 ~ 20 年或更久。因此镶的烤瓷牙是否需要更换，要根据烤瓷牙的基牙、邻牙，以及患者的牙龈、牙周膜、牙槽骨等牙周组织的健康状况进行综合判断。当镶的烤瓷牙没有明显破损，基牙未出现疼痛，并且周围的牙龈没有异常时，通常不需要更换。如果镶的烤瓷牙出现明显的折断和破损，建议及时进行更换。如果烤瓷牙出现悬突，造成邻牙长期疼痛以及食物嵌塞等情况，并导致牙龈红肿、牙周病、牙龈炎反复发作以及牙龈增生等问题，要及时到正规医院的口腔科进行专业检查，查找导致烤瓷牙异常的病因，由医生判断将烤瓷牙进行调磨或重新更换烤瓷牙。

　　此外，建议镶烤瓷牙的老年人每 6 个月至 1 年左右到医院口腔科进行一次检查，并注意自身的口腔卫生，防止细菌滋生，以延长烤瓷牙的使用时间。

（张玮）

种 植 牙

Question 054　什么是种植牙？老年人能不能种牙？

　　种植牙也叫人工种植牙，并不是在患者口腔内真的种上天然牙齿或者使患者口内重新长出牙齿，而是通过外科手术的方式将纯钛金属（即种植体）植入缺牙区的牙槽骨内，这些纯钛金属被设计成类似牙根形状、圆柱体或其他形状，而且具有良好的生物相容性和机械加工性能。手术后3～6个月，当种植体与牙槽骨紧密结合后再在种植体上制作牙冠（图42）。

　　年龄不是种牙的绝对禁忌证，理论上任何年龄段的人都可以种牙。即便患者年龄很大，在全身情况良好、无系统性疾病（如严重高血压、糖尿病、冠心病、骨质疏松、慢性肾病等）的条件下，都是可以种牙的。因此，如果全身情况和颌骨条件允许种牙，老年人缺牙是否可以种牙主要取决于老年人自身对生活质量、治疗性价比、时间成本等因素的综合考量。

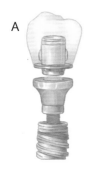 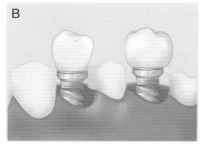 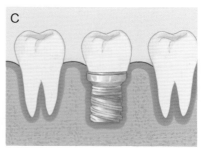

A：种植体结构；　B和C：种植体置入颌骨内

图 42　种植义齿示意图

055 Question 老年人种植牙的大致流程是什么？

老年人种植牙的流程主要包括：

（1）临床检查口腔内的缺牙情况，以及黏膜、邻牙、咬合等情况（图43A）。

（2）拍摄CBCT测量缺牙区颌骨的高度、宽度和厚度，观察缺牙区颌骨愈合情况，是否存在炎症、残根或其他颌骨异常。

（3）医生会询问患者全身的病史，根据需要检查血常规、出凝血时间、血糖、传染病、心脏疾病等生化指标。

（4）制定种植牙方案，正式开始种植牙手术（图43B～E）：在牙槽骨上制备种植窝，植入人工种植体，将种植术区软组织严密缝合，大约1～2周后拆线，完成一期手术，等待骨结合。这个时期的时间长短因患者骨质条件、种植系统而异。大多数需要3个月左右，有时需要半年时间。大约3～6个月后，行种植二期手术，安装愈合基台，使种植体穿出牙龈，等待软组织成形。再经过2～3周，软组织成形后复诊，行种植上部修复，制取种植牙模型，交技工室完成种植义齿制作。患者复诊戴牙，用永久基台换下愈合基台，并安装种植牙冠，完成修复。然后每年定期到医院检查2次。

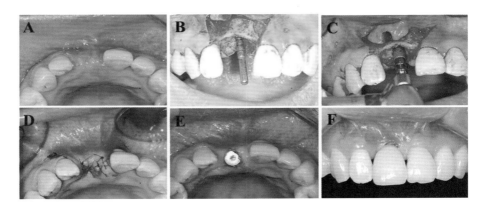

图43 种植牙流程

Question 056　为什么有的老年人缺牙能种牙，有的老年人就不能？

　　种牙的要求相对比较严格，由于每个人的身体条件不一致，所以不是所有人都能满足种植牙的条件。种植牙需满足的条件主要为：种植区域有足够高度、宽度和厚度的健康骨质；患者口腔黏膜健康，种植区有足够厚度的附着龈；患者无全身禁忌证，如不可控制的高血压、糖尿病、冠心病等。

　　如果患者活动义齿固位比较差，或者没有功能，或者出现口腔黏膜不能够耐受的症状，可以改为种植修复；患者上下颌部分或者个别牙齿缺失，邻牙比较健康，不愿意将邻牙磨小作为固定桥基牙的，可以选择用种植牙来修复；患者磨牙有缺失或者游离端有缺失，不想做活动假牙修复的，可以考虑做种植牙修复。目前，临床上通常拍摄 CBCT 判断缺牙区颌骨的愈合情况，并准确测量缺牙区颌骨的高度、宽度和厚度（图 44）。

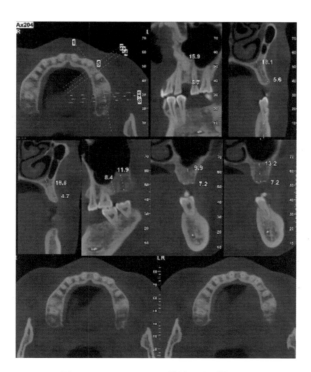

图 44　CBCT 显示种植区颌骨

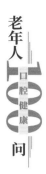

Question 057 老年人种植牙后会疼吗？种植牙能用多久？

种植手术为有创操作，刚做完手术后疼痛不适为正常现象，可服用消炎止痛药物如甲硝唑、布洛芬等，通常疼痛很快能缓解。但如果术后持续疼痛，服药也不能缓解，则需要临床检查和拍片观察。

种植牙的使用年限与种植体和人体颌骨结合程度、个人身体情况、是否定期进行维护等因素有关。如果周围牙槽骨保存好，牙周条件良好，并做好定期维护，其使用寿命同天然牙。但如果不注意口腔卫生，也不定期维护，很容易发生种植体周围炎，引起种植牙松动，甚至脱落。

Question 058 老年人种牙后能拍 CT 或核磁吗？

能，选用纯钛种植体和全瓷牙冠不影响拍摄 CT 及核磁共振。

很多老年人担心种牙后不能拍 CT 或核磁，这是因为害怕拍摄 CT 或核磁时种植牙影响图像质量，也害怕 CT 或核磁影响种植牙的寿命。其实不

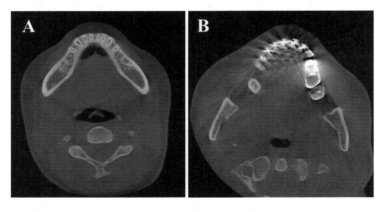

A: 正常 CBCT 图像；B: 烤瓷牙和根管充填物产生伪影，降低图像质量

图 45　普通烤瓷牙在 CBCT 图像上产生伪影，降低 CBCT 图像质量

需要担心，目前临床上广泛使用的种植牙大多是纯钛的，牙冠多为全瓷冠，两者不会影响 CT 或核磁的图像质量，拍 CT 或核磁也不会影响种植牙的寿命。但是需要指出的是，烤瓷牙因含有金属，会在 CT 或核磁图像上产生金属伪影（图 45），降低图像质量，影响对疾病的诊断。

Question 059　老年人如何选择种植牙的品牌？

目前临床常用的种植体大多来自国外，如瑞士、瑞典、韩国、德国、美国、以色列等，也有国产的种植体。不同品牌种植体系统的型号尺寸、适用条件与价格不同。医生一般会根据患者的自身情况，筛选出几种适合的品牌让患者自己决定。这种情况下一般患者只需要从性价比方面考虑即可。

Question 060　高血压、糖尿病对老年人种植牙有什么影响？

种植牙手术对身体条件的要求与拔牙类似，对于老年人，需要将血压控制在 160/90 mmHg 以下，空腹血糖控制在 8.88 mmol/L 以下。血压、血糖控制较为稳定的老年人，在种植手术当天按规律服药即可。老年人如果患有未控制的高血压或糖尿病，应当先在内科进行高血压、糖尿病的治疗，控制后再考虑进行种植牙手术。

061 老年人种植牙前后有什么注意事项？吸烟会影响种植牙寿命吗？

老年人种植牙术前的注意事项：

（1）到正规口腔医院或口腔科就诊，以保证手术的效果和安全性。

（2）术前与医生充分沟通，了解种植牙手术的具体流程、相关风险、方案设计等，做好心理准备。

（3）完善相关的检查（如心肺功能检查、血液检查、CBCT检查等），确认无严重全身性疾病，确认对修复体材料或麻醉药物无过敏。

（4）口腔或相关部位若有手术外伤史、特殊药物或其他美容材料修复使用史，须提前告知医生。

（5）使用特殊药物（如抗血小板药物阿司匹林）的患者，要提前与医生沟通。可正常服用控制高血压、糖尿病等慢性病的药物。

（6）有局部皮肤感染灶、急慢性炎症等特殊病史的患者，要延缓手术。

（7）改正不良生活习惯，术前禁止吸烟、饮酒等。

（8）术前做好口腔的局部清洁工作。

老年人种植牙术后的注意事项：

（1）做好种植牙的日常清洁，坚持每天早晚刷牙和饭后漱口，刷牙动作应轻柔，避免牙刷直接刺激、损伤种植牙周围的牙龈。种植牙的邻面可使用牙线、牙间隙刷等辅助清洁。

（2）种植牙后应减少吸烟，最好戒烟，吸烟是牙周病的促进因素，会使种植牙周围组织炎症的发生率升高。

（3）让种植牙合理地发挥咀嚼功能，避免咀嚼过硬、过韧的食物，防止种植牙受力过大而松动或折裂。

（4）定期复查与维护，每年至少复查1~2次，对种植牙和天然牙进行牙周健康维护，同时还要检查种植牙的连接部分是否松动，种植牙与天然牙是否出现咬合不协调，发现异常及时纠正。

吸烟会影响局部血液微循环，影响种植体与骨骼的结合，容易导致种植体脱落。因此，吸烟者的种植体脱落率略高。如果患者接受种植牙治疗，他们可以借此机会戒烟。建议注意口腔卫生，避免饮酒，注意均衡饮食。

Question 062 老年人全口种植牙有什么条件？需要注意什么？

对于全口牙齿缺失的老年患者进行种植牙修复，可采取 ALL-ON-4/6 的方式。ALL-ON-4（图46）是葡萄牙里斯本的牙医 Paulomalo 提出的针对无牙颌的种植修复理念，其主要优点有：

（1）微创，创伤小，大大缩短种植时间，避开解剖结构，可在很大程度上减少植骨，甚至不需要植入骨头。

（2）单颌植入4个种植体，远中两个倾斜。上颌避开上颌窦前壁，下颌避开颏孔和下牙槽神经。

（3）即刻负重，当天种植，当天戴牙，当天可以吃苹果，所以 ALL-ON-4/6 又被形象地称作 "one day apple"。最终修复到第六个恒牙。

（4）4个植体选择直径≥4 mm、长度≥10 mm 的，可以使用外六角、内六角、内三角的种植体，在种植体上面安装多牙基台来调整角度。

一般情况下，在植入种植体到镶牙这段时间内，一定要做好口腔的护理工作。另外镶上牙后，不要吃太硬的东西，要记得经常清洗牙齿，定期复查。

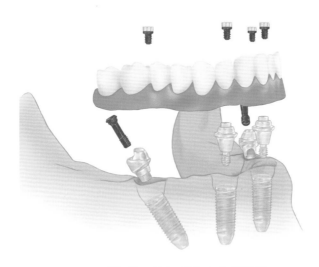

图46 ALL-ON-4 全口种植

（何峰）

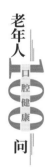

颞下颌关节

Question 063 老年人戴假牙吃饭时感觉关节很累是什么原因?

老年人刚戴假牙吃饭时关节会有不适感,这种情况是正常的,通常不适感会逐渐消失。但是如果戴假牙吃饭时总是感觉颞下颌关节累、肌肉酸痛,很有可能是因为假牙太高或者太低,与正常的咬合高度不一致,改变了原本咬合时咀嚼肌张力和颞下颌关节的状态,导致患者出现颊面部肌肉疲劳、酸痛等颞下颌关节症状。出现这种情况时,应及时就诊检查,调整假牙,恢复正常的咬合高度。

Question 064 为什么有时候老年人张闭口的时候会听见关节传来"嘎嘣"声?

很多老年人张闭口的时候会听见关节传来"嘎嘣"声。"嘎嘣"声指的是下颌运动如张闭口、左右移动时出现的关节弹响,是颞下颌关节紊乱病的主要症状,该病以关节区疼痛、关节弹响和杂音、下颌运动异常等为主要临床表现。

一般情况下,"嘎嘣"声有可能是由颞下颌关节盘移位(图47)、关节区韧带松弛、关节骨质增生等原因引起的。弹响可在张闭口活动时出现,也可在咀嚼食物时出现,可为清脆的单响声、连续的多声弹响或碎裂声和摩擦音。在发出"嘎嘣"声的同时,偶尔会伴随关节区的疼痛或酸胀。

颞下颌关节紊乱病与很多因素有关,例如心理社会因素(情绪焦虑、精神紧张)、咬合因素(多数后牙缺失、牙面过度磨耗等)、创伤因素(局部创伤史、常咬硬物、紧咬牙、夜磨牙等)、全身因素(类风湿性关节炎等)。建议老年人平时保持身心舒畅,缓解紧张焦虑的情绪;不要过多咀嚼硬食物,

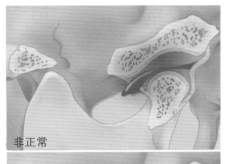

非正常

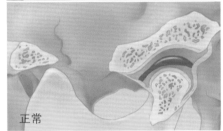

正常

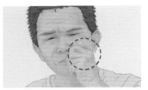

肌肉疼痛

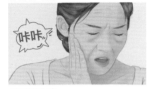

关节弹响

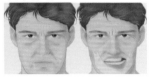

开口偏斜

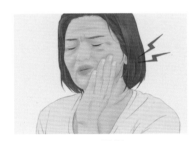

开口受限

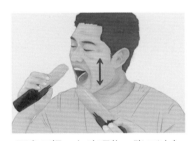

不良习惯，如咬硬物、张口过大

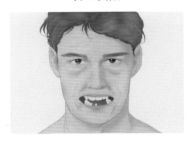

牙缺损致咬合障碍

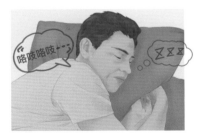

其他因素，如精神紧张、寒冷刺激、
夜磨牙、自身免疫因素

图 47　颞下颌关节紊乱常见临床表现和常见病因

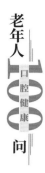

注意保护关节，控制张口大小；改变不良生活习惯，改正偏侧咀嚼、紧咬牙的习惯，夜磨牙患者可佩戴磨牙垫；缺牙患者要及时修复等。如果出现关节区疼痛、张口受限等症状，要及时就医进行治疗。颞下颌关节紊乱病就诊时需要拍摄 CBCT 或核磁以明确诊断。

Question 065　有时候老年人张大口会觉得关节疼是什么原因？

颞下颌关节区疼痛是颞下颌关节紊乱病的主要症状，该病以关节区疼痛、关节弹响和杂音、下颌运动异常等为主要临床表现，关节运动时发生关节局部疼痛的原因有很大可能是急性滑膜炎、急性关节盘移位或者骨质增生等，也有可能是类风湿关节炎累及颞下颌关节。患者如果有类风湿关节炎病史，需要特别注意。

出现此种症状需要到口腔科就诊，找出可能的病因，及时治疗。必要时尽早采取理疗、药物、关节腔封闭等保守治疗措施。

Question 066　老年人下巴经常掉下来，不能闭口是什么原因？

老年人下巴经常掉下来是颞下颌关节脱位，即髁突脱出关节窝之外而不能自行复位。脱位按部位可分为单侧脱位和双侧脱位；按性质可分为急性脱位、复发性脱位和陈旧性脱位。临床上急性脱位和复发性脱位比较常见，主要是过大开口或关节韧带、关节囊松弛所致。此外，慢性消耗性疾病、肌张力减低、韧带松弛可导致复发性脱位。脱位常导致不能讲话、进食，需要及时就诊。急性脱位后应及时复位，复位后尽量采用弹性绷带固定 2 ～ 3 周（图 48），并且 24 小时戴用，陈旧性脱位在保守治疗无效时需要手术治疗。

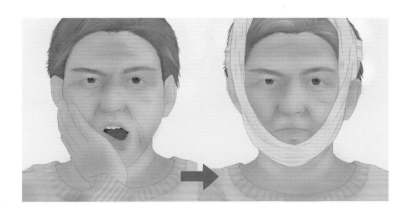

图 48　老年人关节脱位、绷带治疗示意图

Question 067　最近嘴巴张不开，吃饭都成问题，怎么办呢？

开口受限是颞下颌关节紊乱病的主要症状之一，但有很多疾病均可能造成这种症状，比如关节盘移位、骨关节病（图 49）、关节的囊肿或肿瘤、颌面部感染、颌骨骨髓炎、颌面骨骨折、颌面部瘢痕、颌面深部的关节外肿瘤等。因此开口受限可能同时存在关节内及关节外的因素。若出现此类症状应及时于口腔科就诊，必要时还需要进行 CT 或 MRI 检查。

如通过常规的理疗、咬合板、关节腔封闭或关节镜灌洗治疗（图 50）都无法改善开口度，可能就要采取颞下颌关节开放性手术治疗（图 51）。

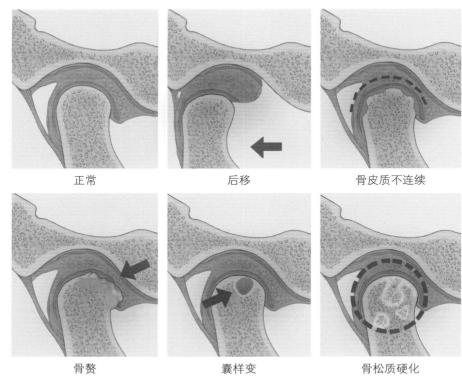

正常　　　　　　后移　　　　　　骨皮质不连续

骨赘　　　　　　囊样变　　　　　　骨松质硬化

图 49　颞下颌骨关节病发展过程示意图

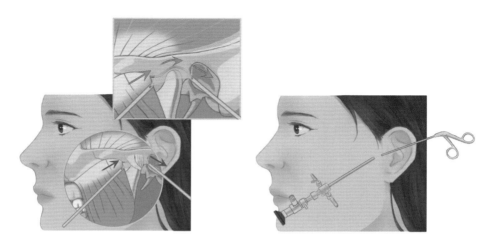

图 50　颞下颌关节腔冲洗治疗及关节镜治疗

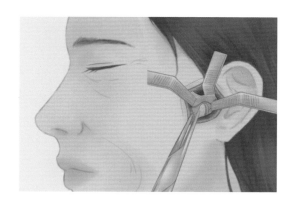

图 51　颞下颌关节开放性手术

（周薇娜）

拔牙和外伤

Question 老年人拔牙打麻药有危险吗？麻醉药物的麻醉效果能持续多久？

拔牙需要打麻药，通常是局部麻醉，简称"局麻"。局部麻醉简便易行、安全、患者清醒、并发症少、对患者生理功能影响小，适用于口腔颌面外科门诊手术、拔牙、牙体牙髓病的治疗及固定修复体的牙体预备等（图52）。一般患有严重系统性疾病如严重的高血压、心脏病、肝病等的老年患者，需要先控制系统性疾病才能打麻药拔牙。不同类型麻醉药物的麻醉维持时间不同，临床常用麻醉药物的麻醉效果可持续2小时。

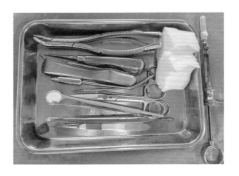

图52　局麻注射器和一次性治疗盘

Question 069 老年人拔牙时牙根断了一定要取出来吗？

拔牙时牙根折断是一种常见的术中并发症，通常和复杂的牙根解剖形态、牙齿的组织条件差有关，个别情况是由于操作不当所致。通常医生会仔细判断断根的具体情况，如断根的数目、大小、部位、深浅、断端斜面情况，拔除时的阻力，与周围重要解剖的相邻位置关系等，采取相应的处理措施（图 53）。情况不明时需要拍摄 X 线片检查。但是当取出断根的风险过大，比如断根靠近下牙槽神经管、紧邻上颌窦底，或者断根不会妨碍拔牙创面愈合或不会导致疼痛及炎症，以及老年患者全身状况不良、耐受性差、手术复杂且时间长，可以考虑暂缓取出断根。

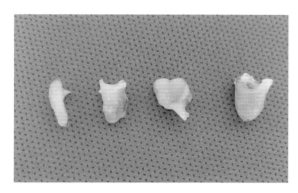

图 53　拔除的断根

 拔牙会导致其他牙齿松动吗?

　　有些老年患者发现拔牙一段时间后，拔牙区的邻牙倾斜，牙缝变大，甚至较远的牙齿也出现排列不齐，所以患者便有拔牙会导致牙齿松动的感觉。但实际上每个牙齿的牙根都有独立的牙槽窝支撑，拔牙不会导致其他牙齿松动。而造成上述表现的主要原因是拔牙后原本完整的牙列产生缺隙，其他牙在长期咬合力的作用下发生倾斜移位。此外，老年人的牙周问题较多，也会表现为牙齿松动，甚至移位。如果要避免这种情况发生，应在牙齿拔除 3 个月后及时进行修复治疗，恢复牙列的完整性。如有牙周问题，则需及时行牙周治疗。但如果拔除的是阻生智齿，是不需进行修复的。

071 老年人患有哪些疾病不能拔牙呢?

老年人拔牙前需要全面的评估,口腔颌面部的既往史、局部情况、全身状况都需要充分了解掌握。老年人的心理、精神状况也不容忽视。如有以下情况则不能拔牙:

(1)心脏病。老年人如果有下列心脏疾病应视为拔牙禁忌证:不稳定或最近发作过的心绞痛,6个月内发生过心肌梗死,未控制的心律不齐,充血性心力衰竭。

(2)高血压。老年人血压高于180/100 mmHg时应先控制血压后再拔牙。

(3)恶性肿瘤。不宜拔牙,必须拔牙时,术前、术后应给大剂量抗生素,预防感染。

(4)糖尿病。空腹血糖应控制在8.88 mmol/L以内,并且术前、术后给予抗生素。

(5)血液病。白血病、血友病患者,抗感染能力低或有出血倾向时,为拔牙禁忌证。

(6)甲状腺功能亢进。拔牙可能会引起甲状腺危象。

(7)肝、肾脏疾病。患急性肝炎、肾病均应暂缓拔牙。

(8)近期接受过放射治疗的患者不宜拔牙。

072 患心血管疾病的老年人在拔牙前需要做什么准备工作?

一般来说,心脏病患者的心功能为I级或II级时,可以耐受拔牙及其他口腔小手术。但冠心病、高血压性心脏病、肺心病、心律失常患者拔牙可诱发急性心肌梗死、房颤、室颤、心衰等严重并发症。因此,患有心血管疾病的老年人拔牙前需做一些预防措施。如:患有风湿性心脏病、心脏瓣膜受损、人工心脏瓣膜置换术和瓣膜术后的患者,有可能因一过性的菌血症引发严重不良反应，需预防性应用抗生素。如患有单纯性高血压病，在无心、脑、肾并发症的情况下可以耐受拔牙；但如血压高于180/100 mmHg，应先控制血压再拔牙。

因此，患有心血管疾病的老年人如需拔牙，需要在拔牙手术前进行相关检查，如心电图、胸片、心脏超声、血压（图54）、血糖、肺功能等，以进一步地评估心肺功能、心脏结构、心律失常情况以及血压、血糖的水平，以判断是否适合手术。建议这些老年

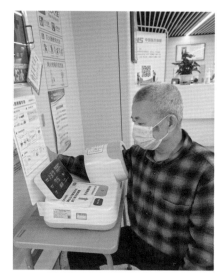

图54　拔牙前血压检测

人一定要在心血管疾病得到正规治疗且病情相对稳定后再考虑拔牙，以防止拔牙时及术后的突发事件。

拔牙前，患者的紧张、恐惧的心理可造成失眠、激素水平改变等，引起血压波动。患者需要做的就是积极配合医生，选择好的拔牙时机，放松心情，调整好自己的身体和精神状态。

Question 73　老年人拔牙前能不能自行停用抗凝药等其他药物？

有些老年患者因治疗陈旧性心肌梗死、冠心病合并高血脂、血黏滞性增高、持续性房颤或脑血栓等疾病，长期服用抗凝药物以降低血液黏滞度，防止血栓形成。拔牙后牙槽骨里的伤口出血然后形成血凝块，但是服用抗凝药物是尽量让其不形成血栓、血凝块，所以这两者是矛盾的。因此此类老年患者拔牙前最好至专科医院评估凝血功能，确定是否需要停用抗凝药物以及制订具体的拔牙手术方案，而不是自行停药。

对于长期服用抗血小板药物（如小剂量阿司匹林）者，如果停药的风

险比拔牙后出血的危害更大，拔牙前可不停药。如果必须停药，通常在拔牙前3～5天开始。对于长期使用肝素的患者，停药后5个半衰期药效消失，通常在肝素静脉注射6小时后、皮下注射24小时后进行手术。使用华法林者至少在术前3～5天停药，通常需要在术前1周停药。

074 老年糖尿病患者拔牙需要注意什么？

老年糖尿病患者的血糖太高，在拔牙之后很容易出现感染、伤口愈合慢或者不能愈合等问题。因此未控制的严重糖尿病患者应暂缓拔牙。拔牙时，空腹血糖需要控制在 8.88 mmol/L 以下（图55）。老年糖尿病患者接受胰岛素治疗，拔牙最好在早餐1～2小时后进行，此时药物作用最佳。术后应注意进食情况，尽量不影响正常的进食时间。此外，拔牙后仍需继续控制血糖，也可以预防性使用抗生素。

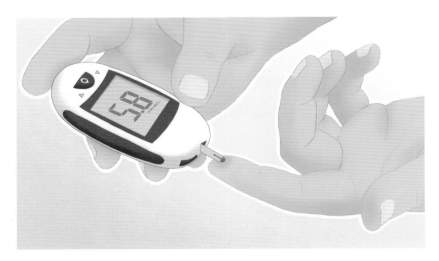

图 55　糖尿病患者拔牙前需控制血糖

075 老年人在什么情况需要在心电监护下拔牙？

有些老年人身体很虚弱但是又需要拔牙，普通门诊拔牙风险比较大，医生通常会建议在心电监护下拔牙。心电监护下拔牙通常由口腔医生和心内科医生共同完成，是指拔牙的全过程进行心电图、血压、血氧饱和度的监测（图56），有助于医生早期发现心电图或血压异常，进而采取合理的处理措施以保障患者的生命安全。有比较严重的基础疾病以及近期有过心脑血管意外（如近期有心肌梗死病史或者心绞痛频繁发作、心脏病合并高血压、有房室传导阻滞等病史）的老年人，建议控制相关疾病后择期拔牙，但如果必须拔牙则需要心电监护。

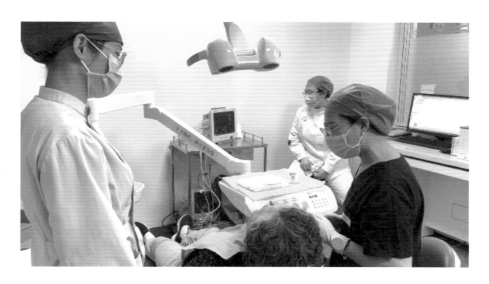

图 56 心电监护下拔牙

076 老年人拔牙后有什么注意事项？老年人一次最多可以拔几颗牙？

拔牙是最常见的口腔治疗手段，拔牙在造成局部软、硬组织损伤的同时，也可引发患者不同程度的全身反应。因此，老年人拔牙后需注意以下几点：

（1）拔牙后需要咬住 1 ~ 2 条棉卷，用于压迫止血、保护伤口。一般棉条在拔牙后 30 ~ 40 分钟左右即可吐出。注意棉卷不要咬压过久。

（2）有出血倾向的患者，拔牙后暂时不要离开医院，待半小时后请医生再看看伤口，检查是否已停止出血。如果仍出血，需进一步处理，如局部涂止血药或进行缝合，并口服止血药物。

（3）正常情况下，棉条吐出后，伤口不会再出血。唾液中带一点血丝是正常的，但持续活动性出血为非正常情况，应及时请医生处理。

（4）拔牙后应注意保护好血凝块，当天不要刷牙漱口，不要用拔牙侧咀嚼食物，不要频繁舔舐伤口，更勿反复吸吮、吐唾，以免破坏血凝块。手术后 2 小时才可以吃饭，术后 2 天内应尽量食用温热稀软的食物。

在临床操作时，并不会对一次拔牙的数目进行严格的限制。但一般情况下都建议同一次拔除的牙齿尽量在口腔的同一侧。因为拔牙后有可能出现术区疼痛或肿胀，而且为了避免拔牙后出血和感染，也会建议患者进食的时候尽量使用对侧牙齿，所以尽量不在同一次拔除左右两侧的牙齿。此外，即使拔除同一侧的牙齿，拔牙的个数也与患牙的复杂程度，患者的身体情况、紧张程度、耐受程度及能够承受的张口时间有关。老年人的身体大多比较虚弱，拔牙的时候一次不宜拔除太多。

Question 077 老年人拔完牙一直出血怎么办？

刚拔完牙有少量出血属于正常现象，一般通过棉卷压迫或缝合可以止血。如果取出压迫棉卷后牙槽窝出血不止，或者拔牙出血当时已经停止，但不久以后又出现活动性出血，就需要特别重视。拔牙后持续出血可能是因为牙槽窝内残留炎性肉芽组织、软组织撕裂、牙槽突骨折、牙槽窝内血管破裂等，也可能是由血凝块脱落或全身因素导致。因此拔牙后活动性出血需要及时就诊，如果是局部因素导致的出血，可在局麻下采用创面搔刮、拔牙窝植入碘仿海绵、缝合等方法处理。如有全身性因素导致的出血，需在积极进行局部处理的同时结合全身处理，必要时需输液、输血。

Question 078 老年人牙齿松动能自己在家拔吗？

牙齿松动的原因很多，常见导致牙齿松动的原因包括牙周炎、牙折、外伤。但有些口腔肿瘤也可能导致牙齿松动，如颌骨囊肿、颌骨原发性骨内癌、牙龈癌等。不管是哪种原因导致的牙齿松动，都需要专业的医师评估牙齿松动的原因，判断松动牙能否保留并采取合适的处理措施。即使牙齿需要拔除，也需要医师结合老年人的全身情况进行专业的处理，而不是简单地拔除松动的牙齿。因此，老年人牙齿松动不建议自行在家中拔除。

Question 079 喉咙里卡到鱼刺了，是到口腔医院就诊吗？

鱼刺卡入喉咙属于耳鼻喉科的诊治范围，需要用喉镜去除，请及时到耳鼻喉科就诊。但如果鱼刺扎入舌头内、口底、颊侧或上腭软组织内，则需要到口腔颌面外科处理。

Question 080　老年人摔了一跤，导致口腔颌面部损伤，应该怎么办？

老年人摔跤导致的口腔颌面部损伤，可能会引起伤口出血、牙齿松动移位甚至脱落、颌骨骨折、咬合关系紊乱、窒息、颅脑损伤等症状。因此，应及时至医院就诊，排除危及生命的症状如窒息、颅脑损伤等；同时对症处理口腔颌面部的创口，进行消毒止血或缝合（图57）；至于颌骨骨折等情况，可能需要待病情稳定后，通过影像学检查明确诊断后进行复位治疗。

值得注意的是，如果门牙受外伤后出现牙松动，可能是发生牙根折断、牙齿脱位等情况。外伤后应及时到口腔医院就诊，如果有断裂或脱落的牙齿，记得放入牛奶或清水中带到医院。如果没有牛奶或清水，也可以含在舌头下面，注意一定不要干燥保存，也不能包在卫生纸里。

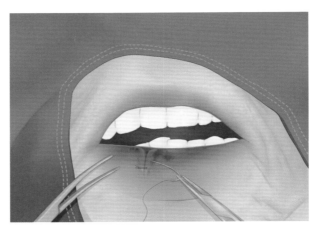

图57　颌面部软组织撕裂及缝合

口腔肿瘤

081 老年人口腔里长出一个瘤子，越来越大了，应该怎么办？

口腔内肿物有良性的也有恶性的，遇到这种情况请及时到口腔医院就诊，明确诊断，进行相应的治疗。

根据国际抗癌联盟的分类，头颈部癌瘤的解剖位置可分为 7 大类，包括唇、口腔、上颌窦、咽、唾液腺、喉和甲状腺，其中大部分癌瘤位于口腔颌面部。在我国，2015 年口腔及咽的恶性肿瘤发病人数为 4.81 万人。口腔颌面部恶性肿瘤多发生于男性，男女构成比约为 2 : 1。国内统计资料显示，口腔颌面部恶性肿瘤发生的年龄以 40 ~ 60 岁为最高峰，但患病年龄有逐渐增长的趋势。口腔颌面部恶性肿瘤多发生于牙龈、口腔黏膜、颌骨与颜面部。在我国，口腔颌面部恶性肿瘤按发生率由高到低排序依次为舌癌、颊黏膜癌、牙龈癌、腭癌、上颌窦癌。

口腔颌面部肿瘤和其他肿瘤一样，其形成是一个多因素、多步骤、阶段演变的生物学过程。口腔颌面部肿瘤严重影响人们的健康和生活质量。如果发现口腔溃疡长期不愈合，或者颜面部出现了逐渐增大的肿块（图 58），应及时到医院就诊。

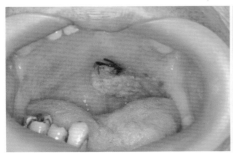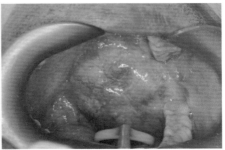

图 58　上腭部肿物

Question 082　老年人口腔里也能长肿瘤和癌吗?

　　不仅老年人口腔中能长肿瘤和癌,几乎所有人的口腔中都可能会长肿瘤和癌。口腔颌面部的软组织(如舌头、颊黏膜、唇)和硬组织(如颌骨)都可能长肿瘤和癌。另外,全身肿瘤和癌也会转移至口腔颌面部。

　　在我国,口腔颌面部的恶性肿瘤以癌最常见,肉瘤少见。在癌瘤中又以鳞状细胞癌最多见,约占 80% 以上,其次是腺性上皮癌及未分化癌。鳞状细胞癌简称鳞癌,多发生于 40~60 岁成年人,男性多于女性,以口腔癌和上颌窦癌最常见。鳞癌可发生区域性淋巴结转移,晚期可发生远处转移。在外形上以溃疡型多见,有时呈菜花状,边缘外翻。

　　口腔癌包括发生在舌(舌前 2/3)、颊、牙龈、硬腭、口底等黏膜部位的鳞癌。唇癌为发生于唇红缘黏膜的癌,主要为鳞癌,多发生于下唇。口咽癌为发生在舌根(舌后 1/3)、会厌谷、口咽侧壁(含扁桃体、腭舌弓、腭咽弓)、口咽后壁以及软腭和腭垂的癌瘤,主要为鳞癌,其次是腺源性上皮癌。颜面部的皮肤,如鼻部、鼻唇皱褶、眼睑、上下唇、颊、耳及额部也可能发生癌,主要为基底细胞癌及鳞癌。上颌窦癌为鼻窦鳞癌中最常见者,早期无明显症状,不容易发现。中央性颌骨癌好发于下颌骨,特别是下颌磨牙区。

　　由于癌的发生部位不同,其组织结构、恶性程度、转移部位及治疗方法等方面也有所不同。但不管是哪种癌,早期诊断和早期干预十分重要,因误诊会拖延病程,影响治疗及预后。

083 老年人几年前做过放疗，现在很多牙齿发生蛀牙而折断，口腔内流脓、疼痛，这是怎么回事？

放疗是治疗口腔颌面部恶性肿瘤（如鼻咽癌、舌癌等）常用的方法之一。大剂量的放射线常对肿瘤邻近软硬组织造成损伤，导致黏膜炎、黏膜萎缩、口干及放射性龋，最严重的并发症是放射性骨坏死。

放射线对唾液腺的损害导致唾液分泌量减少，缓冲能力下降，黏度及酸度增加，导致口腔正常的自洁作用和唾液的抑菌作用丧失，因此患者容易口干并发生蛀牙。因放疗导致的蛀牙好发于牙颈部，所以牙齿容易折断形成残根，甚至全口只剩残冠、残根。放射线也会导致颌骨吸收破坏，主要表现为疼痛和骨暴露、黏膜或皮肤窦道（图59），容易继发感染，创口长期不愈合，流脓，下唇麻木，甚至引起病理性骨折，导致咬合关系紊乱。

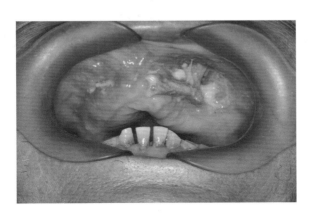

图 59　放射性颌骨坏死

（江宏兵　袁华）

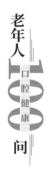

口腔黏膜病

084 有的老年人半侧面部和口腔内长了很多小疱，局部破溃长好了还非常疼痛，这是怎么回事？如何预防呢？

这是由水痘－带状疱疹病毒感染引起的三叉神经带状疱疹，它表现为沿神经分布的簇集性小水疱（图60），常伴有明显的神经痛。这个病毒可以通过飞沫和直接接触传染，感染儿童可引起水痘，还可以潜伏在神经节（比如三叉神经节）里面。一旦机体免疫功能下降，就可能诱发带状疱疹。带状疱疹常伴有神经痛，但多在皮肤黏膜病损完全消退后

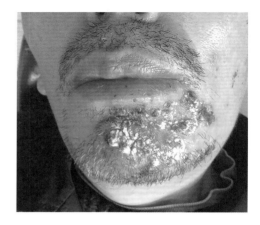

图60　带状疱疹

1个月内消失。如疼痛持续超过4周或在疼痛缓解后再次发生超过4周的疼痛，称为带状疱疹后神经痛。疼痛可持续数周、数月，偶尔数年，患者非常痛苦。得了带状疱疹，一定要及时到医院进行治疗，医生会根据情况给予抗病毒药物、免疫增强剂、营养神经类药物、止痛药和局部用药进行治疗。一般带状疱疹感染一生只发生一次，但是免疫缺陷患者（如白血病患者、器官移植者、HIV感染者、癌症患者等）可以在同一部位发生两次感染，极少数病例可发生数次感染。那么，老年朋友如何预防带状疱疹感染呢？对于50岁以上的中老年人，首先建议接种带状疱疹疫苗，目前已有带状疱疹疫苗获批上市，总体预防带状疱疹的效力为97.2%；其次老年朋友们也需要提高自身免疫，增强体质，尽最大可能降低带状疱疹的发病机会。

Question 085　老年人口腔两侧的黏膜上有白色网状的东西，这是什么？

　　老年朋友有时会发现两侧的颊黏膜（俗称"腮帮子"）上出现很多白色网状的花纹，甚至进食刺激食物会有点疼痛，通过检查发现得了"口腔扁平苔藓"（图 61）。扁平苔藓是一种皮肤黏膜慢性炎症，可以单独发生于口腔或皮肤，也可皮肤与黏膜同时罹患。口腔扁平苔藓一般左右对称出现，双侧磨牙区的颊黏膜最常见。它的主要特征是珠光色条纹，其白纹可向各个方向延伸，或交织成网状、树枝状等不同形态，或呈斑块状，有时可出现丘疹、水疱、糜烂等多种病损，患者自觉粗糙、牵拉或疼痛。

　　口腔扁平苔藓的病因目前不明，可能与免疫、精神因素、内分泌因素等关系较大。老年人可以从生活细节做起，做到早预防、早治疗。平时要注意调整好自己的心态，不要过度焦虑和紧张，生活作息要有规律，保证充足的睡眠；同时注意不要进食辛辣刺激性食物，要戒烟、戒酒；另外，要养成定期检查口腔的好习惯。一旦得了口腔扁平苔藓，也不用过度紧张，该病是常见的黏膜慢性病，只要定期复诊，遵医嘱用药，大部分预后都是很好的。

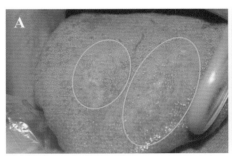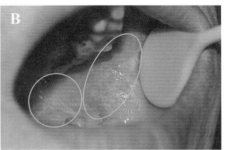

A：舌背扁平苔藓；　B：左颊扁平苔藓

图 61　舌头和颊黏膜扁平苔藓

⓪⑧6 Question 老年人牙龈上长了白色的东西，看起来像皱纸一样，刷牙也刷不掉，这是什么问题？

口腔白斑病多发生于中老年人，该病以口腔黏膜形成灰白色或乳白色斑块为特征，是口腔癌前病变之一，目前国内研究认为其癌变率约为 9%。口腔白斑病好发于牙龈、颊黏膜咬合线、舌、唇、前庭沟、腭、口底等黏膜上。老年人患口腔白斑不易被发现，除偶有口干、局部粗糙感，遇到辛辣刺激性食物时略感疼痛外，没有明显的症状。白斑初起时呈乳白色斑块，表面光滑，平或稍高出正常黏膜。以后可逐渐扩大、变厚，表面粗糙，界限清楚，有的呈皱纸状（图 62），也有的白斑会出现破溃、出血、糜烂等表现，这时有癌变的危险，需要及时去医院就诊。

治疗方法主要包括：① 局部治疗。去除口腔内一切可能的刺激物，如拔除无保留价值的残根、残冠，调磨锐利的牙尖，调改不合适的义齿，戒除烟酒，少吃过烫及刺激性的食物等。可在医生指导下局部涂抹维 A 酸或维胺酸、维生素 AD 滴剂。② 全身治疗。在医生指导下口服维生素 A、番茄红素等。③ 外科治疗。若白斑在治疗过程中有增生、硬结、溃疡等改变，存在癌变可能性，可考虑手术切除，并做进一步病理检查。也可采用光动力治疗、冷冻治疗、激光治疗。口腔白斑病重在预防。老年人应注意口腔卫生，消除慢性刺激，并定期做口腔健康检查，这有助于早期发现口腔黏膜白斑病。

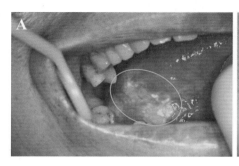 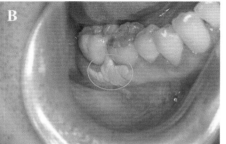

A：右侧舌缘白斑病；　B：右下牙龈白斑病

图 62　白斑

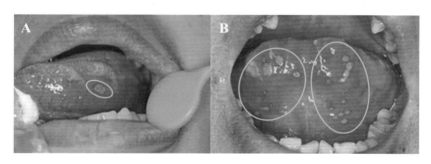

087　老年人嘴巴里面经常长溃疡怎么办？

有些老年人嘴里经常有溃疡形成，一旦发生溃疡，疼痛明显，影响进食，苦恼不堪。其中最常见的是复发性口腔溃疡，它是口腔黏膜病中最常见的一种疾病，反复发作但又有自限性，复发的位置往往不固定，局部表现为孤立的、圆形或者椭圆形溃疡（图63）。目前为止，复发性口腔溃疡的病因不明，一般认为该病的发生可能与免疫、遗传、环境因素等关系较大。该病很难根治，建议注意生活作息规律，均衡饮食，适量补充维生素，局部可以用缓解疼痛、促进愈合等药物。若发现局部溃疡复发位置固定在同一个部位或超过一个月没有愈合，请及时到医院就诊。

A：舌缘溃疡；　B：舌腹溃疡

图63　溃疡

088　老年人嘴里总觉得干是什么原因？

口干症在临床上并不少见，尤其在老年人中发病率更高。由于唾液分泌减少，患者感到口腔干燥，有异物感、烧灼感，在咀嚼食物（特别是较干燥的食物）时不能形成食团而影响吞咽（图64）。唾液分泌量少，对牙齿和口腔黏膜的冲刷作用也小，使口腔自洁作用变差。因而，口干症患者的患龋率较高。多数口干症患者的味觉也受到影响，不能有效地刺激食欲，而且会影响整个消化系统的功能。

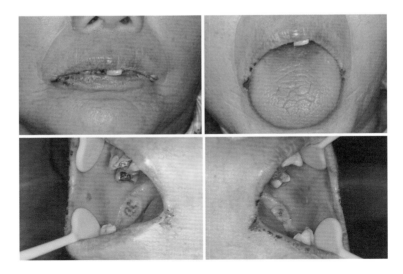

图64 口干症

导致口干症的病因包括：① 药物。这是引起口干症最常见的原因。一些降压药（如利血平）、抗胆碱能药物（如阿托品）、抗抑郁药、利尿剂、部分中草药等都会引起口干。② 很多唾液腺疾病或发育不全会导致功能障碍，使唾液分泌的量和质发生变化，这种情况多见于老年人。如在发生急慢性唾液腺炎、唾液腺肿瘤、涎石等情况下，唾液分泌减少，也可导致口干症。③ 在全身因素方面，患有舍格伦综合征或糖尿病、精神抑郁、头颈部放疗术后等，也是引起口干症的重要原因。④ 鼻部疾病可引起患者张口呼吸，也会引起夜间口干症状加重。

针对口干症的治疗，首先要排除可疑的药物副反应，还要积极治疗引起口干的唾液腺疾病。局部可以使用专门的漱口水或人工唾液等，以保持口腔湿润；使用不含糖的口香糖或含片刺激唾液分泌，也应注意多吃蔬菜、水果等。还可以使用加湿器增加室内湿度。

Question 089 老年人口内与锐利牙尖相邻的黏膜总是发生溃疡怎么办？

这是老年人最常见的创伤性口腔溃疡。老年人口内牙齿龋坏所致的残冠或残根、磨损和磨耗导致的尖锐边缘、不良修复体等可使相对应的黏膜形成溃疡或糜烂面（图65），发生在老年人舌缘者较多见。开始时可能仅有轻微疼痛或肿胀，时间久后周围有炎症性反应，溃疡基部较硬，甚至组织发白，长期不愈。溃疡的大小、部位、深浅不一，但与刺激物相契合，病情的严重程度与刺激物存在的时间、患者的身体状况有关。继发感染则疼痛加重，区域性淋巴结肿大、压痛，并出现功能障碍。治疗方面，首先应去除局部刺激因素，如拔除残根、残冠，修改或拆除不合适的修复体，调磨锐利的牙尖。局部可以使用消毒防腐的药物防止感染和止痛，还可以使用喷剂和各种药膜等局部喷涂或敷贴。

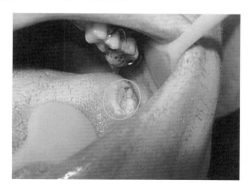

图65　舌部的创伤性溃疡

Question 090 老年人如何预防口腔黏膜疾病？哪些可能是癌前病变的表现？

首先，老年朋友需要养成良好的生活习惯。饮食不宜过于辛辣、热、烫。尽量不抽烟，少喝酒。注意口腔卫生，做到饭后刷牙或漱口，及时清洗假牙，适当运用各种类型的牙线、漱口水、冲牙器等口腔清洁工具。其次，要定期到口腔医院咨询检查，及时拔除残根、残冠，修整过高、过尖的牙齿外形及不良修复体。最后，保持良好的心态，情绪愉悦。多参加社交活动，适量锻炼身体。

有些口腔黏膜疾病具有一定的癌变倾向，被称为癌前病变，在临床可以被检查和鉴别。其中被广泛认可的主要是口腔白斑病（图66A）和口腔红斑病。另外口腔扁平苔藓、盘状红斑狼疮（图66B）等也被列为口腔黏膜潜在恶性疾患。如果口腔内出现白色斑块或斑纹、红色斑块、长期不愈合的溃疡或者局部出现菜花状增生物、破溃出血，一定要去医院及时就诊检查。

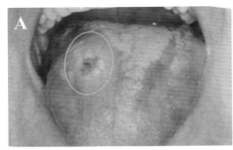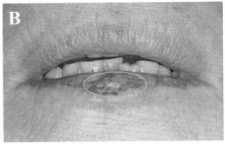

A：右侧舌背白斑病伴不典型增生；B：慢性盘状红斑狼疮伴重度不典型增生

图66　舌头和唇部不典型增生

Question 1　老年人常感到舌头痛是怎么回事？

老年人舌痛的原因是多方面的，最常见的原因是舌体的炎症。正常舌头黏膜的颜色是粉红色，上面分布着四种舌乳头，分别是丝状乳头、菌状乳头、叶状乳头和轮廓乳头。由于一些全身性系统疾病，舌黏膜的局部乳头会出现萎缩（图67），甚至舌上皮全层及舌肌萎缩变薄，舌面红绛，进食时很敏感甚至疼痛。这些患者可能存在维生素 B_{12} 缺乏。维生素 B_{12} 在人体中发挥着重要的作用，是红细胞形成、神经功能和DNA合成所必需的。维生素 B_{12} 缺乏，还会引起全身症状，如贫血症状、消化道症状和神经精神症状。

维生素 B_{12} 存在于动物性食物（如蛋、奶、肉）中，而在植物性食物中是没有的。有几类人容易出现维生素 B_{12} 不足：一类是严格的素食者；另一类是 50 岁以上的中老年人，这个群体大约 10%～30% 患有萎缩性胃炎，胃酸分泌不足，影响维生素 B_{12} 与蛋白质的分离，也就没法吸收食物中的维生素 B_{12}；第三类人由于胃壁细胞遭到破坏，分泌的内因子不足，不能吸收维生素 B_{12}。

引起萎缩性舌炎的原因还有很多，比如维生素 B_6、叶酸、铁缺乏引起的贫血，维生素 B_2、烟酸缺乏，干燥综合征及真菌感染等等。具体原因需要由专业的口腔黏膜科医生仔细检查后才能辨别。

另外还有一种类型的舌痛，尽管吃饭和吞咽都不受影响，口腔检查也没有明显的异常，但患者往往有明显的烧灼痛或麻木感，这可能是灼口综合征。这种情况可能由情绪焦虑、紧张等精神因素或内分泌改变等原因引起。可以遵医嘱适量用药，调整心态，必要时可以通过心理疏导缓解。此外，三叉神经痛、舌咽神经痛等都可能出现舌痛的症状，这需要口腔颌面外科、神经内科医生一起帮助解决。

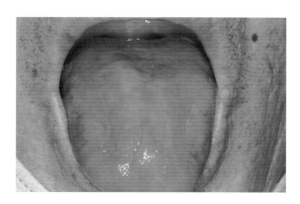

图 67　萎缩性舌炎

092 老年人戴上活动假牙后数年，牙龈黏膜充血、水肿是怎么回事？

这是一种白色念珠菌感染，又称义齿性口炎（图68），比较常见。损害部位常为上颌假牙腭侧面接触的牙龈和黏膜。这是由于上颌义齿的负压吸附力较大，义齿基底面与黏膜接触紧密，导致大量致病真菌滞留。另外，老年人免疫功能下降，也容易发生局部真菌尤其是白色念珠菌感染。建议老年朋友每次饭后清洁假牙，每晚睡前将假牙取下放在 2% ～ 4% 的小苏打溶液中浸泡，也可购买专用假牙清洁片浸泡义齿。

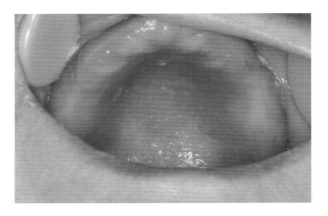

图68 义齿性口炎

（刘青兰）

口腔放射

93 老年人看牙已经进行了口腔内的检查，为什么还要拍 X 线片呢？

影像学检查在口腔疾病的诊疗中是不可替代的。牙齿由牙冠和牙根两部分组成，牙齿又包括牙釉质、牙本质、牙骨质和牙髓等多种结构，除了表层的牙釉质，牙齿里面和根尖周组织出了问题，肉眼是无法观察到的，仅进行口腔内的检查并不能了解牙根以及周围骨组织的情况。对于一些不易发现的病损，只有通过影像学检查才能发现。对于一些牙外伤的病人，只有拍片才能明确牙根是否折断。对于肿瘤和颌骨外伤的病人，影像学检查有助于明确病变或损伤部位、大小、性质、是否累及其他解剖结构等情况（图 69）。老年人的口腔环境复杂，龋齿、牙周炎和根尖周炎多发，颌骨囊肿或其他异常也多见，很多疾病通过临床检查并不能明确诊断，因此拍摄 X 线片是必要的。

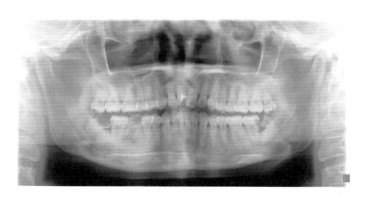

图 69 曲面体层片（全景片）显示上下颌牙齿及颌骨

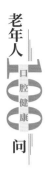

Question 094　老年人补牙需要拍牙片吗?

　　牙齿龋坏后,其硬组织会发生色、形、质的改变,临床上通过口腔检查可以明确诊断。但由于发生龋齿后,牙齿的髓腔会出现修复性改变,且牙齿的髓腔存在个体差异以及性别、年龄的差异,因此临床检查不能明确龋坏距离牙神经(即牙髓)的距离以及牙根和根尖周组织的情况,这些只有通过放射学检查(如拍牙片)才能了解。图 70 示左下颌第一磨牙(36)龋坏穿髓,导致根尖周炎,同时牙片显示 36 牙根弯曲。通常老年人龋齿发生时间较长,病史复杂,且老年人的感觉不敏感,所以仅仅通过临床检查有时不能明确龋坏的严重程度和根尖周组织的情况,所以老年人有些龋齿补牙前需要拍牙片明确诊断,以便于制订合理的治疗方案。

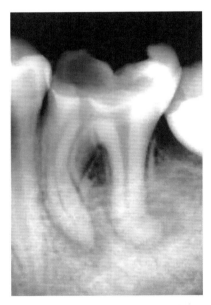

图 70　左下颌第一磨牙(36)龋坏穿髓,根尖阴影,远中根弯曲

Question 095 老年人的牙齿做根管治疗能不拍或者少拍牙片吗？

我们在口腔中只能看到牙齿的一部分，需要拍片才能了解牙齿的牙根和根尖周组织。拍牙片是口腔科诊疗过程中的重要检查手段之一，除了做根管治疗，拔智齿、牙周病、牙齿矫正、种植牙等治疗也都需要拍摄X线片。通常一颗牙根管治疗前后要拍到3～5张牙片（图71）。在治疗前拍摄牙片有助于医生全面了解牙齿的情况，判断牙齿疾病的部位、程度和范围，了解牙根的数目、弯曲及长短，牙髓钙化情况，根尖周组织是否有炎症等，或判断原有根管治疗的质量，依据牙片综合分析可以提高医生诊断治疗牙齿的准确性和成功率；根管治疗术中拍牙片能够帮助确定牙根的长度、根管预备是否到位等问题，有助于确定下一步治疗方案；术后拍牙片有利于医生评估根管治疗的质量，判断根管充填是否到位，也可发现问题及时补救；如果需要复查则还需要拍牙片，以帮助医生判断预后情况。

牙片对于根管治疗是必需的，不管哪个年龄段的患者进行根管治疗，都不能少拍或不拍。而且老年人的患牙大多病情复杂，牙髓钙化和根尖周组织炎症多发，因此牙片更不能省略。目前临床上应用的拍牙片系统大多是数字化的，辐射剂量低，拍摄时间短，拍摄完成后数秒就能在电脑上看到牙片，同时利用相关的软件可以全面阅片。专业的影像医生也会为患者戴上铅围脖或穿上铅衣，良好的防辐射保护措施会将危害降到微乎其微。

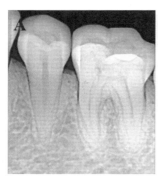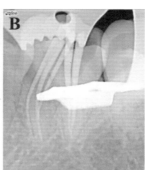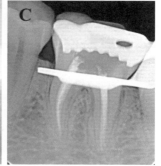

A：术前片　　　　　　B：术中片　　　　　　C术后片

图71 根管治疗拍摄X线牙片

种植牙是目前修复缺牙的最佳方式。决定能否进行种植牙手术的基础是缺牙区颌骨的条件，包括颌骨的高度、宽度、厚度以及矿化程度。因此，种植牙手术实施前首先要评估患者颌骨的骨质、骨量，并掌握下颌神经管、上颌窦、鼻窦等重要解剖的位置，然后据此确定种植牙手术的可行性以及种植体的类型、尺寸、植入位置、植入路径、植入深度等参数。

CBCT 可以 360° 全方位观测牙槽骨的骨质密度、高度、宽度等数据，不仅能重建整个颅颌面的结构，还能对颌骨进行测量。在种植牙前利用 CBCT 对患者的缺牙区进行检查，可精确测量牙槽骨的宽度、厚度及高度，观察骨的密度（图 72），重要的神经、血管和窦腔位置等，有助于种植牙手术的开展。CBCT 还可以辅助种植牙手术的设计，制作种植导板，精确

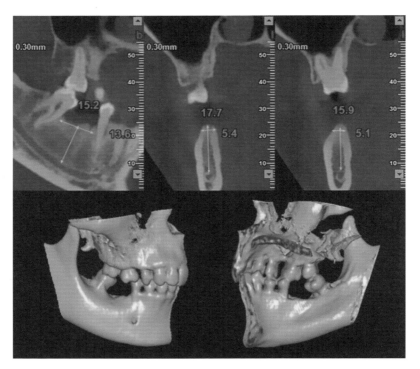

图 72　右下颌第一磨牙种植前的 CBCT 观察和牙槽骨测量

控制种植体的位置、方向、长度、直径等，最大程度地利用患者现存骨量，优化种植体的位置，避免在种植牙手术过程中破坏神经、鼻窦等重要解剖结构而导致颜面神经麻痹、鼻窦炎等并发症，使种植牙手术更安全、便捷、确保手术及后期修复的成功。有时为了评价种植的质量以及骨结合情况，种植牙术后也需要拍摄 CBCT。

因此，CBCT 对进行种植牙手术是必需的，不管哪个年龄段的患者，都建议种植牙术前拍 CBCT。老年人的口腔环境复杂，残冠残根、蛀牙、根尖周病、牙周病多发，牙齿拔除后牙槽骨愈合慢，还可能伴有上颌窦炎、颌骨囊肿等异常，因此对缺牙区颌骨的情况更要详细地了解。所以，老年人种植牙术前也必须拍 CBCT。

 7　老年人看牙拍片子对身体有害吗？

有些老年患者看牙时候，医生根据治疗需要给患者拍摄牙片、全景片或 CBCT。大量的研究证实，目前临床使用的口腔摄片系统的有效辐射剂量很小，远远低于国家规定的放射防护标准，因治疗需要而拍摄口腔 X 线片不会对身体造成伤害。在拍片的时候，医生会给患者穿铅衣、佩戴铅围脖（图 73）来保护患者，尽量减少辐射对患者身体的影响。因此，老年人看牙的时候如果因诊疗需要而拍摄 X 线片，无须担心对身体造成伤害。

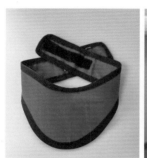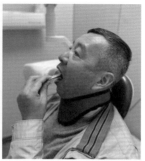

图 73　拍牙片时候佩戴的铅围脖

Question 098　老年人才做过胸部 CT，还可以再拍牙片或者 CBCT 吗？

这种情况下是可以拍牙片和 CBCT 的。牙科的影像学检查辐射剂量很低（表 1），恰当使用不会对人体造成危害。根据国际放射防护委员会（ICRP）的建议，在通常条件下（全身均匀照射的）辐射剂量限值为：职业人员（包括医院放射工作人员）任何一年内接受的有效剂量不应超过 50 mSv，连续 5 年内接受的累积剂量不应超过 100 mSv，即平均每年接受的有效剂量不应超过 20 mSv；公众接受的年平均有效剂量不应超过 1 mSv（注：1 mSv = 1 000 μSv）。临床常用的牙科 X 线片的有效辐射剂量均远远低于 ICRP 的标准，因治疗需要拍摄牙科 X 线片不会对身体造成伤害。

表 1　常用口腔 X 线检查的有效辐射剂量

常用口腔 X 线检查	有效剂量 /μSv
数字 X 线根尖片	1.94 ~ 9.5
全口牙片（19 张 D-speed 胶片 + 圆形准直仪）	150
𬌗翼片	1.25
曲面体层片	7.4 ~ 24.3
CBCT	5 ~ 652
传统医用 CT（扫描上下颌）	2 100
传统医用 CT（只扫描上颌）	1 400

Question 099   老年人一年前拍的牙片现在还能用吗？

　　一年前拍的牙片不能作为现在诊断的依据。这是因为颌骨的生理性或病理性的改变发生较快，通常 3 个月颌骨的形态结构就能发生较大的变化（图 74）。老年人一年前拍的牙片，只能表明 1 年前牙齿及根尖周组织的情况。经历一年后牙齿及根尖周组织都可能发生很大变化，所以不能作为现在诊断的依据。因此如果同一颗牙齿接受治疗或再治疗，还是需要重新拍摄牙片。以往的牙片只可以与最新的牙片对比，以评价疾病是继续发展还是有所愈合，帮助医生判断疗效并明确诊断。

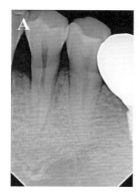 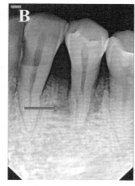 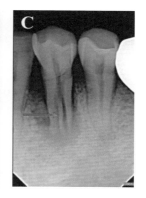

A：34 楔状缺损
（两年前牙片）

B：34 根尖周炎
（一年前牙片）

C：34 根折
（现在牙片）

图 74　同一患牙（左下颌第一前磨牙，34）不同时间段的牙片

Question 100 老年人根管治疗时已经拍过牙片了，为什么有时还要再拍摄 CBCT？

　　牙片即根尖片，是口腔临床诊疗最常用的影像学检查技术，有助于诊断一些常见的牙及牙周组织疾病，判断治疗效果。牙片拍摄简单、费用低，因此在根管治疗中应用非常多。但由于牙片是牙齿的二维投照，不能完全反映牙齿的真实状况，尤其对于一些复杂的病例，牙片提供的信息很有限。通常老年人患牙的病情复杂，多存在牙髓钙化、根尖周炎、牙槽骨吸收或以往根管治疗不完善等情况，单单通过牙片无法明确诊断。CBCT 能以较小的辐射剂量实现对牙齿三维形态的全面观察，对牙齿的根折（图 75）、复杂根管形态、牙髓钙化、侧穿、根尖周组织炎症、邻近组织破坏进行详细的判断，有助于医生全面掌握患牙的病情，从而制订更科学合理的治疗方案。

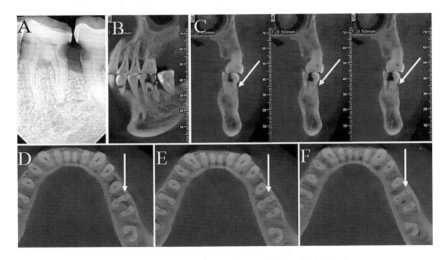

A：牙片显示左下颌第一磨牙远中邻面深龋近髓；
B：CBCT 矢状位图示该牙近中根折；
C：CBCT 冠状位图示该牙近中根折；
D～F：CBCT 轴位图示该牙近中根折

图 75　左下颌第一磨牙根折的牙片及 CBCT 图

（吴大明）

重要名词解释

名词	解释
8020	世界卫生组织（WHO）对牙齿健康的标准：80 岁老人至少应有 20 颗功能牙（即能够正常咀嚼食物、不松动的牙），即"8020"
牙齿	成年人有 28 ~ 32 颗牙齿，包括切牙、尖牙、前磨牙和磨牙。牙齿分为牙冠和牙根两部分。通常切牙和尖牙有 1 个牙根，前磨牙有 1 ~ 2 个牙根，磨牙有 2 ~ 4 个牙根。每个牙齿由釉质、牙本质、牙骨质和牙髓组成
釉质	覆盖牙冠的高度矿化的硬组织，是人体最硬的矿化组织，也是龋病最先侵及的组织。釉质也是全身唯一没有细胞的组织。釉质对于咀嚼压力和摩擦力具有高度耐受性。釉质矿化程度越高越透明，其深部牙本质的黄色越容易透过而呈淡黄色。釉质矿化程度低的牙体组织呈乳白色
牙本质	牙本质是构成牙齿主体的硬组织，位于牙釉质和牙骨质的内层。牙本质中央的髓腔内有"牙神经"（即牙髓组织）。牙本质的硬度比釉质低，比骨组织稍高。牙本质主要由牙本质小管、成牙本质细胞突、细胞间质组成。牙本质小管管内有神经纤维，当牙本质暴露后，能感受外界冷、热、酸、甜等刺激，并引起疼痛
牙骨质	牙骨质覆盖在牙根表面，在牙颈部薄，在根尖部和根分叉部较厚。牙骨质是牙的一部分，具有使牙稳固于牙槽窝内、承受和传递力的生理功能，也参与牙周病变的发生和修复
牙髓	牙髓组织即通常所说的"牙神经"，位于牙齿内部的髓腔和根管内。牙髓腔的外形与牙体形态大致相似。牙冠部髓腔较大，称髓室；牙根部髓腔较细小，称根管；根尖部有小孔，称根尖孔。牙髓组织主要包含神经、血管、淋巴和结缔组织，还有排列在牙髓外周的成牙本质细胞，其作用是生成牙本质。牙髓因受到不同病源刺激物的作用以及机体抵抗力存在差异，会出现不同的病理变化，在临床上会表现为一系列不同的症状和体征。牙髓充血状况持续较长时间后，转化为急性牙髓炎，表现为明显的自发痛。慢性牙髓炎受到冷热刺激会疼痛，牙髓坏死后可导致根尖周炎
根尖孔	根管在牙根表面的开口称为根尖孔，约 50% 不在根尖顶。此孔为牙髓的神经、血管、淋巴管与牙周组织结合的通道。根尖孔大多呈圆形、卵圆形，少数为扁形或不规则形

名词	解释
牙龈	牙龈是指紧贴于牙颈周围及邻近的牙槽骨上的软组织结构，由复层扁平上皮及固有层组成，包括游离龈、附着龈和龈乳头三部分。牙龈是口腔黏膜的一部分，血管丰富，呈淡红色，坚韧而有弹性。老年人的牙龈常退缩，导致牙根外露。老年人也好发牙龈炎或牙周炎，出现刷牙出血
游离龈	游离龈又称边缘龈，呈领圈状包绕牙颈部，宽度约 1 mm。正常呈粉红色，菲薄而紧贴牙面。游离龈和牙面之间形成的间隙称龈沟。健康的龈沟平均深度约 1.8 mm
附着龈	附着龈与游离龈相连续。附着龈缺乏黏膜下层，呈粉红色，坚韧，不能移动。附着龈与骨面牢固附着，表面角化程度高，对局部刺激有较强的抵抗力。附着龈的丧失将使牙周组织对局部刺激的抵抗力减弱，容易发生炎症或使局部的炎症加重
牙龈乳头	又称牙间乳头，呈锥形充满于相邻两牙接触区牙根方向的间隙中。龈乳头的形态和邻牙表面的外形以及相邻牙之间的间隙位置和形状有关。食物嵌塞时容易导致龈乳头炎，龈乳头充血水肿，出现明显的疼痛和出血
牙周膜	牙周膜又称牙周韧带，是围绕牙根并连接牙根和牙槽骨的致密结缔组织。牙槽动脉的分支经牙槽骨进入牙周膜。牙周膜的主要成分是胶原构成的主纤维，起到将牙悬吊固定在牙槽窝内的作用
牙槽骨	也称为牙槽突，是上下颌骨包围和支持牙根的部分。容纳牙根的称为牙槽窝。牙槽骨是牙周组织中，也是全身骨骼系统中代谢和改建最活跃的部分。牙周炎的典型病理变化是牙槽骨吸收
牙龈退缩	健康的牙龈覆盖整个牙根的表面，当牙龈向牙根方向退缩导致牙根暴露时即称为牙龈退缩，俗称"牙龈萎缩"。主要为牙周炎的伴发病变，牙龈退缩处同时也相应发生牙槽骨吸收。有报告称，50 岁以上者几乎 100% 有不同程度的牙龈退缩，但也有证据表明一些牙周健康的高龄者并不发生牙龈退缩，所谓的老年性牙龈退缩可能是牙周组织长期受到各种机械性损伤和炎症刺激累积而造成的
牙龈炎	牙龈是牙周组织（牙龈、牙周膜、牙槽骨、牙骨质）之一，直接暴露于口腔中，直视可见，它由角化上皮和结缔组织组成，覆盖着牙槽骨和牙根。牙龈病是局限于牙龈组织的病变，其中最为常见的是慢性龈缘炎，又称边缘性龈炎、单纯性龈炎，属于"仅与牙菌斑有关的牙龈炎"，是菌斑性牙龈炎中最常见的疾病。牙龈的炎症也就是大家常说的牙龈炎，主要位于游离龈和龈乳头

名词	解释
牙周炎	牙周炎主要是由局部或全身因素引起的牙周支持组织的慢性炎症。发病年龄以 35 岁以后较为多见。如牙龈炎未能及时治疗，炎症可由牙龈向深层扩散到牙周膜、牙槽骨和牙骨质而发展为牙周炎。由于早期多无明显自觉症状，牙周炎易被忽视，待有症状时已较严重，甚至已不能保留牙齿。因而必须加强宣教，使患者早期就诊和及时治疗
龋病	又称龋齿、蛀牙、虫牙，是在以细菌为主的多种因素影响下，发生在牙体硬组织的一种慢性进行性破坏性疾病。根据病变侵入程度的不同龋病可分为浅龋、中龋和深龋。浅龋是局限于牙釉质或者牙骨质的龋，一般无自觉症状。中龋是指发生于牙本质浅层的龋，除了引起牙齿颜色变化外，大多有对冷热酸甜刺激敏感的症状。深龋是指龋坏已经到达牙本质深层，这个时候受冷热刺激后疼痛症状明显，检查时常见深的龋洞。根据所在部位的不同，龋病又可分为平滑面龋、根面龋、窝沟龋。根面龋主要发生于牙龈退缩、根面外露的牙，常见于老年人
根面龋	根面龋是发生在牙根表面的龋。人到中老年以后，牙根逐渐开始暴露，因牙根部位的硬度较牙冠低，其抗龋能力差，容易出现蛀牙的病症。根面龋因位置隐蔽，经常被忽视，根面龋多在牙根面暴露在口腔环境中的时候发生。所以高危人群就是中老年人。而菌斑较多、甜食习惯都是根面龋易发的危险因素
继发龋	龋病治疗后，充填物边缘或窝洞周围牙体组织破裂，形成菌斑滞留区，或修复材料与牙体组织不密合，留有小的缝隙或存在微渗漏，或原有的病变组织未除净就进行充填，这些都可能形成致龋条件，再引发龋病，称继发龋。如果发生继发龋，需要及时去除原充填物和腐坏的牙本质，根据牙髓的情况再次补牙或做根管治疗
邻面龋	指龋坏的位置发生在两颗牙齿相邻部位，容易导致食物嵌塞
窝沟龋	窝沟龋限指磨牙、前磨牙咬合面、磨牙颊面沟和上颌前牙舌面的龋损
磨损	由正常的咀嚼运动之外的高强度、反复的机械摩擦造成的牙体硬组织快速丧失。又称为非咀嚼磨损，是病理性的，应采取措施加以防治
磨耗	正常咀嚼过程中牙体硬组织的缓慢丧失。磨耗又称为咀嚼磨损，属于增龄性变化，是生理性的，无明显危害，通常无需特别处理。如出现冷热酸甜刺激痛，或咀嚼时酸痛则需就诊治疗

名词	解释
残冠	牙冠破坏 1/2 以上称为残冠
残根	牙冠全部或接近全部丧失称为残根，有保留价值的残冠、残根原则上应尽量保留
继发性牙本质	牙根发育完成后，牙本质仍然可以继续不断地形成，使髓室和根管体积缩小，但是形成速度减慢。这种后来形成的牙本质称为继发性牙本质
修复性牙本质	龋病造成细菌侵入，牙科钻针造成热损伤，或者牙本质磨损暴露后受到机械、温度、化学的外界刺激，这些刺激造成受累区域的牙髓中的一些细胞转化为具有成牙本质细胞功能的细胞分泌基质，发生矿化，在受损处相对应的髓腔壁上形成牙本质，称为修复性牙本质
根管预备	通过机械和化学的方法，去除根管系统内的感染物质，并将根管制备成有利于冲洗、封药和充填形态的过程。根管预备的目的是根管系统的清理和成形，是根管治疗术的关键部分。常用的器械包括拔髓器械、根管切削器械（各种锉）、根管长度测量器械以及根管冲洗器械
根管消毒	对于感染根管，经过机械预备和化学药物冲洗后，里面的微生物、坏死牙髓组织和根管内壁的感染物难以彻底清洁干净，需要进行根管消毒才能控制。根管预备过程中超声和化学药物的应用本身就是消毒的一部分。药物消毒最常见，即根管内封药，目前广泛使用的药物是氢氧化钙和氯己定
根管充填	根管系统经过预备和消毒后，利用根管充填材料进行严密封闭的方法，是根管治疗术最后的操作步骤，也是必不可少的环节。当患牙经过严格的根管预备和消毒，无明显疼痛和不适，暂封材料完整，根管内无异味、无明显渗出时即可充填
牙菌斑	牙菌斑生物膜的形成和堆积是牙周病形成的直接原因。它分为三个过程：获得性薄膜的形成、细菌黏附和共聚、菌斑生物膜的成熟。根据发生的位置，牙菌斑可分为龈上菌斑和龈下菌斑两类
龈上洁治术	俗称"洗牙"，指用洁治器械去除龈上结石、菌斑和色渍，并磨光牙面，以延迟菌斑和牙石堆积。洁治是否彻底、完善，会直接影响牙龈炎的治疗效果或下一步的牙周治疗

名词	解释
龈下刮治术	是用比较精细的龈下刮治器刮除位于牙周袋根面上的牙石和菌斑。在做龈下刮治术时，必须同时刮除牙根表面感染的病变牙骨质，并使部分嵌入牙骨质内的牙石和毒素也得以清除，使得刮治后的根面光滑而平整，称为根面平整术
颌骨骨髓炎	细菌感染及物理或化学因素使得颌骨内产生的炎性病变，称为颌骨骨髓炎。颌骨骨髓炎并不单纯限于骨髓腔内的炎症，而是指包括骨膜、骨密质和骨髓以及骨髓腔内的血管、神经等整个骨组织成分发生的炎症过程。临床上以牙源性感染引起的化脓性颌骨骨髓炎最常见。老年人服用双膦酸盐类药物导致发生化学性骨坏死的比例逐渐升高。颌面部放疗后数月至数年内也可导致放射性骨髓炎，即放射性骨坏死
脱敏治疗	由于磨损、磨耗或者楔缺导致牙本质暴露，冷热以及机械刺激引起牙本质小管内的液体流动，牙髓受到刺激产生痛觉。临床上可以采用脱敏的方法保守治疗，一般采用化学药物封闭牙本质小管。在家可用脱敏糊剂或抗过敏牙膏刷牙，临床上可采用激光进行脱敏治疗
牙列缺损	正常上、下颌各14颗牙齿（不包括智齿），如有一颗或数颗牙齿缺失，称为牙列缺损
无牙颌	整个牙弓上不存留任何天然牙或牙根，称为无牙颌。为无牙颌患者制作的义齿称为全口义齿，俗称"总义齿"
桩核冠修复	当剩余的牙体组织高度不足，无法形成足够的全冠固位形时，需要桩核来为最终的全冠修复体提供支持和固位，也就是桩核冠修复。桩根据材料不同可分为金属桩、陶瓷桩和纤维桩。金属桩和陶瓷桩硬度较大，容易根折。桩核冠修复前牙齿应该具备完善的根管治疗，根尖封闭完好，炎症得到控制方可实行
覆盖义齿	覆盖在天然牙、已治疗的牙根或种植体上，并由它们支持的一种可摘局部义齿或全口义齿。覆盖基牙的存在可以有效阻止或延缓剩余牙槽嵴的吸收
义齿基托	是义齿的主要组成部分。覆盖在缺牙区域的牙槽嵴以及牙槽嵴颊舌侧和硬腭区上，主要功能是供人工牙排列附着，传导和分散咬合力，并且能把义齿各部分连成一个整体
嵌体	嵌入牙体内部，用来恢复缺损牙体形态和功能的修复体。是一种在模型上制作，用粘固剂固定在牙体缺损区的间接修复体

名词	解释
种植体	口腔种植体又称为牙种植体，也称为人工牙根，通常是纯钛制作方式。是通过外科手术将其植入人体缺牙部位的上下颌骨内，待手术伤口愈合后，在其上部安装修复假牙的装置
心电监护拔牙	心电监护下拔牙通常由口腔医生和心内科医生共同完成，是指在拔牙的全过程进行心电图、血压、血氧饱和度的监测，有助于医生早期发现心电图或血压异常，进而采取合理的处理措施以保障患者的生命安全
辐射剂量	X线会产生辐射，辐射剂量反映X线影像拍摄系统对人体造成的伤害。通常情况下，普通人员年平均剂量不应该超过 1 mSv。正常的临床检查拍摄X线片不会对人体造成明显的伤害。而且放射医师在进行拍摄时会给患者采用恰当的防护措施，比如甲状腺铅领、铅衣等。孕妇一般应该避免对腹部进行照射
根尖片	俗称"牙片"，是临床上应用最为广泛的牙科X线片。根尖片常用以检查牙齿龋坏、根尖周病变，判断牙根数目和长度等。拍摄时需要患者坐在牙椅上，医生将牙片机调整至合适的角度。进行根管治疗时，通常需要拍摄 3 ~ 5 张牙片
全景片	即曲面体层片，一次拍摄可显示全口牙齿、颌骨、鼻腔、上颌窦及颞下颌关节等解剖结构的影像，显示范围广，适用于颌骨多发病变、范围较大的颌骨病变的检查。全景片对于显示牙槽骨的吸收非常有价值，因此在牙周炎的诊断和治疗过程中应用较多
口腔锥形束CT	简写为"CBCT"，是 cone beam CT 的简称，即口腔锥形束CT。CBCT 只需要围绕患者旋转180° ~ 360°，即可获取影像。CBCT 的体素小，空间分辨率高，图像质量好，同时辐射剂量相对较小。CBCT 适用于口腔颌面部牙及颌骨组织的检查，目前多用于埋伏牙、根尖周病变、牙周疾病、种植术前、颞下颌关节疾病的检查，也可用于颌骨肿瘤、创伤、畸形等疾病的诊断
癌性溃疡	常为口腔黏膜的鳞形细胞癌。溃疡深大，底部有菜花状细小颗粒突起，边缘隆起翻卷，扪诊有基底硬结，疼痛不明显。诊断需要进行病理活检方可明确，当口腔溃疡长期不愈合时应予以注意
拔牙并发症	拔牙术中可能出现晕厥、牙根折断、牙龈和临近牙组织损伤、牙槽骨和下颌骨骨折、邻牙和对颌牙损伤、神经损伤、颞下颌关节损伤、断根移位、口腔上颌窦交通等并发症。拔牙术后可能出现拔牙区疼痛、肿胀、术后开口困难、拔牙后出血、术后感染、干槽症、皮下气肿等并发症

名词	解释
创伤性溃疡	残根、残冠、牙冠尖锐的边缘嵴和牙尖对黏膜长期的慢性刺激引起的损伤，这些刺激常引起相应部位的溃疡。多见于老年人。拔除残根、残冠或调磨牙冠尖锐的边缘嵴和牙尖，创伤性溃疡可治愈
唇炎	是发生于唇部的炎症性疾病的总称。根据临床症状特征可分为糜烂性唇炎、湿疹性唇炎、脱屑性唇炎三类。病因可能与温度、化学、机械性因素的长期持续刺激有关，也可能与精神因素有关
带状疱疹	由水痘－带状疱疹病毒所引起的，以沿单侧周围神经分布的簇集性小水疱为特征，常伴有明显的神经痛。本病夏秋季发病率较高，以胸腹或者腰部带状疱疹最常见，占整个病变的70%，其次是三叉神经带状疱疹，占20%。60岁以上的老年人更容易罹患三叉神经带状疱疹。带状疱疹常伴神经痛，一般于皮肤病损完全消退后1个月消失；少数患者神经痛可持续1个月以上，称为带状疱疹后遗神经痛，常见于老年患者，可能存在半年以上
窦道	又称瘘管，是由于牙髓坏死后引起根尖周组织的炎症，导致颌骨颊侧或舌侧的密质骨破坏，从而在牙龈上出现的大小不一的脓包。窦道是根尖周组织炎症的排脓通道。这些牙齿通常需要进行临床检查，拍摄X线片明确患牙根尖周组织的炎症情况，根据具体情况采取根管治疗或拔除。此外，颌骨骨髓炎或骨坏死也会在口腔内形成窦道
复发性口腔溃疡	是常见的口腔黏膜溃疡类疾病。本病具有周期性、复发性、自限性特征，溃疡灼痛明显。病因尚未明确，和免疫、遗传、感染等因素有关。轻型患者溃疡大小为5～10 mm，数量少于10个，持续时间一般为10～14天；重型患者溃疡直径>10 mm，持续时间超过2周；疱疹型溃疡一般直径<5 mm，个数多于10个，一般持续时间为10～14天。目前以对症治疗为主，减轻疼痛，促进溃疡愈合
根管治疗术	是目前治疗牙髓病和根尖周病最有效、最常用的方法。采用专用的器械和方法对根管进行清理、成形（根管预备），使用有效的药物对根管进行消毒（根管消毒），最后严密填塞根管（根管充填），并进行冠方修复，以控制感染，修复缺损，促进根尖周病变的愈合或者防止根尖周病的发生

名词	解释
根管治疗并发症	根管治疗是在狭窄的髓腔和根管中进行操作，并且治疗的对象是看不见的根管，主要依靠医师的感觉和经验。由于根管解剖系统具有多样性和复杂性，在根管治疗过程中可能会出现了一些并发症，包括：根管治疗后疼痛、器械分离、髓腔壁或根管壁穿孔、口腔软硬组织损伤，以及根管治疗后的牙折等
根尖周炎	指发生于根尖周围组织的炎症性疾病，多为牙髓病的继发病，主要由根管内的感染通过根尖孔作用于根尖周组织而引发。急性根尖周炎的症状常有咬合痛、持续跳痛，同时伴随根尖区的红肿，可有发热乏力等全身症状。慢性根尖周炎是指根管内长期存在感染以及病源刺激物而导致的根尖周围组织慢性炎症反应，表现为肉芽组织形成和牙槽骨的破坏。X线片为确诊根尖周炎的重要依据
冠修复	即"做牙套"。通常做过根管治疗的牙齿需要进行冠修复，以保护牙齿，防止其折裂。另外，畸形牙、重度变色牙、个别排列不齐的牙齿、缺牙区两侧的基牙等情况可做牙套，以解决相应的临床问题
活动义齿	又称可摘局部义齿。是利用天然牙、基托下黏膜和骨组织作为支持，依靠义齿的固位体和基托来固位，用人工牙恢复缺失牙的形态和功能，用基托材料恢复缺损的牙槽嵴、颌骨及其周围的软组织形态，患者能够自行摘戴的一种修复体
局部麻醉并发症	包括晕厥、过敏反应、过量反应、注射区疼痛、血肿、感染、注射针折断、暂时性面瘫以及感觉异常等
口角炎	是发生于上下唇两侧联合处口角区炎症的总称，以皲裂、口角糜烂和结痂为主要症状，故又称口角唇炎、口角糜烂。可分为感染性口角炎、创伤性口角炎、接触性口角炎和营养不良性口角炎等类型
口腔白斑病	是发生于口腔黏膜上以白色斑块和斑片为主的损害，不能擦去，也不能以临床和组织病理学的方法诊断为其他可定义的损害，属于癌前病变或潜在恶性疾患范畴。口腔白斑病的发病与局部因素的长期刺激以及某些全身因素有关。烟草是口腔白斑病发病的重要因素，其他因素包括人乳头瘤病毒感染等

名词	解释
口腔扁平苔藓	是一种常见的口腔黏膜慢性炎症疾病，患病率为0.1%～4%，是口腔黏膜病中患病率仅次于复发性口腔溃疡的疾病。多数患者有疼痛、粗糙不适等临床症状。口腔扁平苔藓长期糜烂病损有恶变现象，恶变率为0.4%～2.0%，WHO将其列为癌前状态的范畴。扁平苔藓病损为小丘疹连成的线状白色、灰白色花纹，类似皮肤损害的威肯姆线，白色花纹可组成网状、树枝状、环状或半环状等多种形状，也可表现为白色斑块状。可伴有皮肤和指甲病损
口腔念珠菌病	是由念珠菌属感染所引起的口腔黏膜疾病，是人类最常见的口腔真菌感染。老年人长期佩戴活动或全口义齿，常发现上颌义齿腭侧接触面的黏膜上呈亮红色水肿，或者黄白色的条索状或斑点状假膜，称为义齿性口炎（慢性红斑型念珠菌病）。患者可以使用氯己定或者制霉菌素清洗义齿
烤瓷牙	是用合金制成金属基底，再在其表面覆盖与天然牙颜色相似的瓷粉，在真空高温烤瓷炉中烧结而成。因此，烤瓷冠兼具金属全冠的强度和烤瓷全冠的美观，其颜色、外观逼真，色泽稳定，表面光滑，耐磨性强，不容易变形，临床应用广泛。但是它也存在一些问题，比如制作工艺复杂，对技术设备材料要求高，牙体切割较多。烤瓷牙有发生瓷裂的可能性，而且修理也比较困难
全瓷冠	是以陶瓷材料制作成的覆盖整个牙冠表面的修复体。目前全瓷修复体的强度可以满足大多数临床修复的要求，适应证越来越广，并且在理化性质、生物相容性、美学上显示出比烤瓷冠更大的优势，在很多情况下逐步替代烤瓷冠，成为临床上的首选。同时采用全瓷冠可以避免对一些影像学检查（比如磁共振成像）产生影响
全口义齿	即"全口假牙"。牙列缺失是指整个牙弓上不存在任何天然牙或牙根，又称无牙颌。为牙列缺失患者制作的义齿称为全口义齿，俗称"总义齿"。全口义齿由基托和人工牙组成，靠义齿基托与黏膜紧密贴合及边缘封闭产生的吸附力和大气压力产生固位，吸附在上下颌牙槽嵴上，借助基托和人工牙恢复患者的面部形态和功能
萎缩性舌炎	指舌黏膜的萎缩性改变，由多种全身性疾病引起，病因包括贫血、念珠菌感染等。除黏膜表面的舌乳头萎缩消失外，舌上皮全层以至舌肌都萎缩变薄，全舌色泽红，光滑如镜面，又称光滑舌或者镜面舌

名词	解释
楔状缺损	简称"楔缺"，是一种发生于牙齿唇颊侧颈部的慢性硬组织缺损。楔状缺损原因包括横刷牙磨损、应力疲劳、牙颈部解剖结构薄弱等。楔状缺损可以造成牙齿敏感、牙髓炎甚至牙齿横折。调整咬合关系、改善刷牙方法是防治楔状缺损的根本措施。根据楔状缺损深浅及症状，要进行相应的脱敏、补牙、牙髓治疗
牙本质敏感症	牙齿受到外界刺激，出现短暂、尖锐的疼痛或不适的现象。磨损、楔状缺损、牙折、龋病以及牙龈退缩造成的牙颈部暴露都可造成这种症状
牙根纵裂	牙根发生纵向裂开，一旦发生预后很差，往往需要复杂的治疗甚至拔除。患者多为中老年人。患者可有不同程度的咬合痛，反复出现牙周肿胀。常需要拍摄X线片以明确诊断
牙髓炎	大部分牙髓炎源自细菌感染，如龋病。少数牙髓炎可由外伤等原因引起。牙髓炎可分为急性牙髓炎和慢性牙髓炎两类。急性牙髓炎的典型症状是夜间痛，自发痛，遇冷热刺激疼痛加剧，疼痛不易定位。慢性牙髓炎往往有长期的冷热刺激痛病史，急性牙髓炎多数为慢性牙髓炎急性发作
牙髓增龄性变化	随着年龄的增加，牙髓在体积、结构和功能上所发生的一些生理性变化。如髓角变低，髓腔和根管缩小，牙髓活力降低，修复功能也下降
牙隐裂	发生在牙冠表面的不容易被发现的细小裂纹。可由过大的咬合力引起。随着裂纹的加深向牙本质延伸，累及牙髓甚至导致牙体折裂，也会引发各种牙痛，如激发痛、自发痛、咬合痛等。牙隐裂具有隐匿性，诊断难，确诊后疗效不确定
种植牙	是将代替天然牙根的钛合金种植体植入颌骨，获得骨组织的固位支持，并通过特殊的装置和方式连接支持上部的牙修复体。种植牙的结构主要分为三部分：种植体、基台、上部结构。种植体、基台及修复体共同承担固位、支持、咬合力传导功能并可恢复牙齿的咀嚼功能

参 考 文 献

[1] 周学东. 牙体牙髓病学 [M]. 5 版. 北京：人民卫生出版社，2020.

[2] 何三纲. 口腔解剖生理学 [M]. 8 版. 北京：人民卫生出版社，2020.

[3] 高岩. 口腔组织病理学 [M]. 8 版. 北京：人民卫生出版社，2020.

[4] 张祖燕. 口腔颌面医学影像诊断学 [M]. 7 版. 北京：人民卫生出版社，2020.

[5] 张志愿. 口腔颌面外科学 [M]. 8 版. 北京：人民卫生出版社，2020.

[6] 赵铱民. 口腔修复学 [M]. 8 版. 北京：人民卫生出版社，2020.

[7] 孟焕新. 牙周病学 [M]. 5 版. 北京：人民卫生出版社，2020.

[8] 陈谦明. 口腔黏膜病学 [M]. 5 版. 北京：人民卫生出版社，2020.

[9] 宫苹. 口腔种植学 [M]. 北京：人民卫生出版社，2020.